CHIRURG UND ZAHNARZT

HERAUSGEGEBEN VON

Dr. J. SOERENSEN
SPEZIALARZT FÜR CHIRURGIE

UND **PROF. Dr. L. WARNEKROS**
ZAHNARZT

ERSTES HEFT

MIT 81 TEXTABBILDUNGEN, 5 PHOTOGRAPHISCHEN TAFELN
UND 4 BILDNISSEN

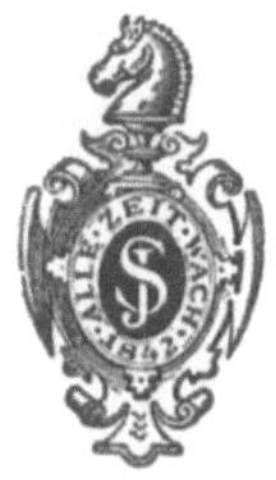

BERLIN
VERLAG VON JULIUS SPRINGER
1917

ISBN-13: 978-3-642-89479-4   e-ISBN-13: 978-3-642-91335-8

DOI: 10.1007/978-3-642-91335-8

Vorwort.

Man hat die jetzige Zeit vielfach mit der Friedrichs des Großen verglichen. Wie damals sich das kleine Land gegen eine Überzahl von Feinden zu verteidigen hatte, so ist es auch in unseren Tagen, wie Wilamowitz-Möllendorf bei der letzten Rektoratsübergabe sagte, keine Phrase, sondern eine unerhörte Tatsache, daß die halbe Welt sich gegen das wachsende Deutschland verbündet hat. Aber der Geist Friedrichs des Großen zeigt sich auch heute noch in jedes Deutschen Gedanken und Taten. —

Wir können es als ein gutes Omen betrachten, daß an der Spitze der Medizinalabteilung des preußischen Staates ein Mediziner steht. Das ist, wie ich hörte, seit Friedrichs des Großen Zeiten wieder zum erstenmal der Fall.

Von berufener Seite wird auf die segensreichen Einrichtungen, die Herr Ministerialdirektor Dr. Kirchner zum Wohl unseres Vaterlandes getroffen und in streng friederizianischer Weise organisiert hat, hingewiesen werden.

Wir fürchten uns heute nicht mehr, wenn zum Beispiel in unserer Nachbarstadt irgend eine Seuche ausbricht, — die Organisation schützt uns vor ihrer Verbreitung.

Aber nicht nur in der Zivilverwaltung, sondern auch in unserem Heere hat sich diese Organisation der Seuchenbekämpfung, der Hygiene bei der Bekleidung, der Wasserversorgung bei der Ernährung, bei der Unterernährung der Mannschaften, in der Gesundheitspflege und noch auf verschiedenen Gebieten glänzend bewährt. Es sei mir erlaubt, in unserem Spezialfach auf die Fürsorge hinzuweisen, die der Herr Ministerialdirektor der Schulzahnpflege gewidmet hat. Ihm liegt nichts am Beifall der Zahnärzte. Für ihn besteht als Hygieniker nur die Notwendigkeit, der Zahnheilkunde die ihr gebührende Stellung zu verschaffen: Denn ihr Wert wird um so größer, je frühzeitiger man ihre Hilfe in Anspruch nimmt.

Ministerialdirektor Kirchner ist es gewesen, der allen Regierungspräsidenten, allen Land- und Regierungsräten Verfügungen sandte, die nicht nur die Stellung der Zahnärzte im allgemeinen hoben, sondern auch ihre Bedeutung für das Wohl des Volkes zeigten. Nicht die Gegenwart, sondern die kommenden Generationen erst werden Herrn Ministerialdirektor Kirchner ihre Dankbarkeit beweisen, — das junge Geschlecht, dem durch seine Fürsorge schon in der Schule der Segen einer Zahnpflege zuteil wurde. —

In dem Kampfe um die Anerkennung ihrer wissenschaftlichen und praktischen Bedeutung, in dem die Zahnheilkunde seit vielen Jahren sich befindet, in dem sie, auf Grund ihrer Entwicklung, einen akademischen Platz in der medizinischen Welt, sowohl in Zivil als auch in Uniform sich zu erringen sucht, — ein Kampf, den seinerzeit auch die Chirurgen viele Jahre zu führen hatten —, wird sie auch noch durch andere verständnisvolle Förderer unterstützt.

In der Berliner medizinischen Fakultät sind viele Professoren, die die Lehrer der Zahnheilkunde als vollberechtigte Hochschullehrer anerkannt und ihnen die Wege geebnet haben.

An erster Stelle möchte ich Herrn Geheimrat Professor Dr. von Waldeyer-Hartz nennen, dessen Fürsorge und Interesse für die Zahnheilkunde allgemein bekannt ist. Möge sein Einfluß für die Erlangung der medizinischen Doktorwürde noch vor seinem Austritt aus dem Lehrkörper der Universität Erfolg haben. Geheimrat von Waldeyer-Hartz wünschte, daß die Studierenden der Zahnheilkunde nach Ablegung der ärztlichen Vorprüfung, nach bestandenem zahnärztlichem Examen sowie nach einem zehnsemestrigen Studium die medizinische Doktorwürde erlangten.

Zu den besten Förderern der Zahnärzte gehören auch die Chirurgen, und darum bringen wir neben den Bildern der eben Genannten dasjenige von Herrn Geheimrat Dr. A. Bier, der seine einflußreiche Stimme im Ministerium immer zugunsten der Zahnärzte und der zahnärztlichen Lehrer erfolgreich geltend gemacht hat. Auch in der militärischen Welt ist durch seinen Einfluß viel Gutes geschaffen, viel Böses verhindert worden.

Ich kann dieses Vorwort nicht besser schließen, als mit einem Hinweis auf jene Worte, die er vor den Chefärzten des III. Armeekorps geäußert hat und die eine Anerkennung der Leistungen der Zahnheilkunde auf dem Gebiete der Kieferverletzungen enthielten. Er betonte, daß es von außerordentlicher Wichtigkeit sei, daß bei Kieferverletzungen Chirurg und Zahnarzt zusammen arbeiteten, und daß der Arzt, der in solchen Fällen Rat und Hilfe des Zahnarztes nicht rechtzeitig einhole, Gefahr liefe, den Verwundeten großen und schweren Schaden zuzufügen, — einen Schaden, der gar nicht wieder zu beseitigen sei.

Dezember 1916.

L. Warnekros.

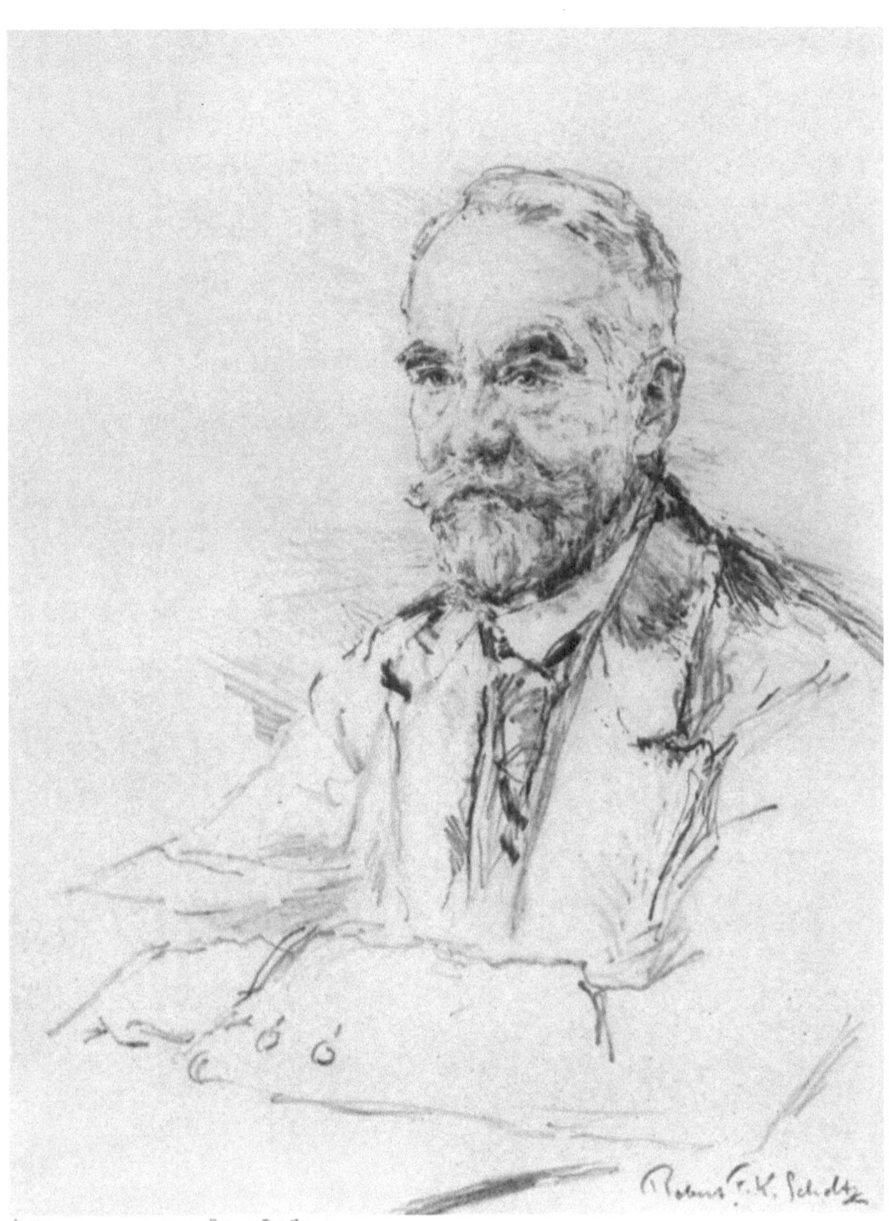

Nach dem Leben gezeichnet v. Robert F. K. Scholtz

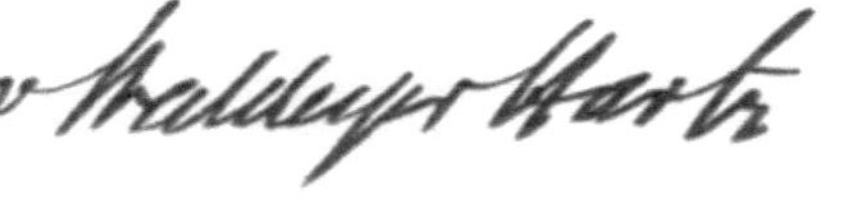

Nach dem Leben gezeichnet v. Robert F. K. Scholtz

v. Waldeyer Hartz

Verlag von Julius Springer Berlin

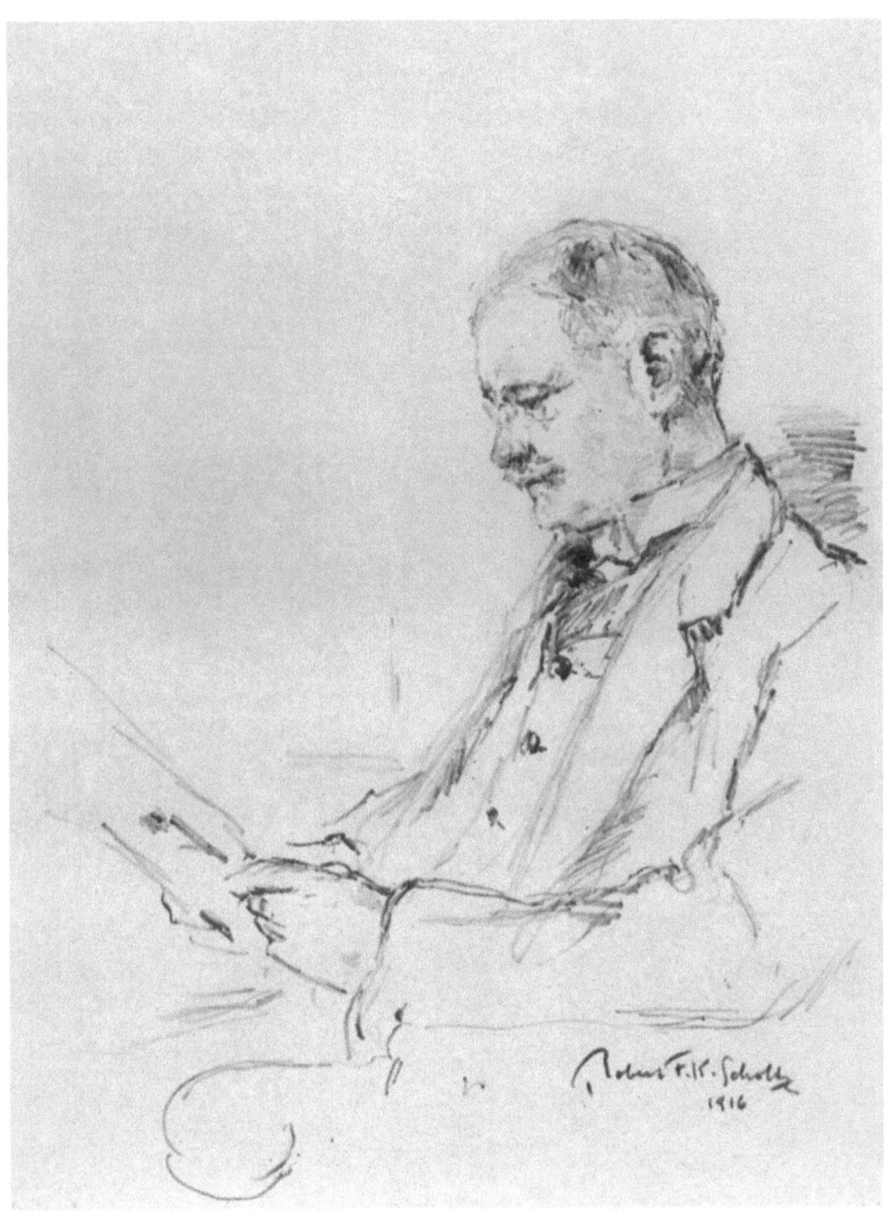

Nach dem Leben gezeichnet v. Robert F. K. Scholtz

Über Knochentransplantation bei Unterkieferdefekten.

Von

Dr. J. Soerensen.

Seitdem Dieffenbach es versucht hat, die Vereinigung unge-
heilter Knochenbrüche durch Eintreiben von Elfenbeinstiften zu erzielen,
sind die Bestrebungen, Lücken in der Kontinuität der Knochen durch
Transplantation zu überbrücken, in Fluß geblieben. Indessen waren die
Erfolge in der vorantiseptischen Zeit doch nur wenig ermutigend, da es
weder gelang, ein steriles Wundbett zu erzielen, noch auch die Heilung
durch Transplantation keimfreien Materials zu sichern. Erst nachdem
man gelernt hatte, aseptisches Material in eine aseptische Wunde zu
übertragen, konnten auf diesem Gebiete der reparativen Chirurgie bessere
Erfolge erzielt werden. In den letzten Jahrzehnten sind außerdem durch
eine große Zahl sorgfältiger Untersuchungen über die Heilungsvorgänge
an verletzten Knochen, über die Regeneration verloren gegangenen Ge-
webes und über das Verhalten des in den Knochen implantierten toten
oder lebenden Materials brauchbare Unterlagen geschaffen worden, auf
die gestützt, der Chirurg es wagen konnte, mit Aussicht auf Erfolg den
plastischen Ersatz von Knochendefekten zu unternehmen.

Die lebhaftesten Förderungen haben die operativen Bestrebungen
auf diesem Gebiet durch die Arbeiten von Ollier und Th. Gluck erfahren.
Bei uns in Deutschland ist es namentlich der letztere gewesen, der mit
unermüdlichem Eifer immer neue Versuche über plastische Operationen
am Knochen ausgeführt hat. In neuerer Zeit ist kein Jahr vergangen,
in dem nicht auf den deutschen chirurgischen Kongressen die Knochenplastik einen wichtigen Teil der Verhandlungen gebildet hat. Wir brauchen
nur auf die Arbeiten von König, Küttner, Kausch, Tilmann, Axhausen, Lexer, Schmieden und zahlreicher anderer hinzuweisen.
Die Resultate, welche in den letzten Jahren auf dem Gebiete der Knochenplastik erzielt worden sind, haben erfreulicherweise die kühnsten Erwartungen erfüllt. Man braucht nur an den plastischen Ersatz der Schädel-
defekte, an den Ersatz ganzer Diaphysen der langen Röhrenknochen
und an die Übertragung und Einheilung ganzer Gelenke zu erinnern.

Was das zur Implantation verwendete Material anbelangt, so hat sich ergeben, daß unter günstigen Bedingungen, bei aseptischem Operieren und guter Fixation des Implantats totes oder lebendes Material, Metall, Elfenbein, Horn, toter sowie dem lebenden Körper frisch entnommener Knochen mit der gleichen Sicherheit einheilen, daß jedoch der lebende, und zwar der von dem Patienten selbst entnommene Knochen das günstigste Material abgibt, weil nur dieser eine wirklich organische, lebendige Vereinigung mit den Bruchenden eingeht, und selbst dauernd am Leben bleibt. Nach den Untersuchungen von Axhausen bilden das Periost und das Mark des verpflanzten Knochens die Elemente, von denen die regenerativen Prozesse, das Wachstum neuen Knochengewebes, ausgehen.

Was den Unterkiefer anbelangt, so wurde in den Friedensjahren der Chirurg verhältnismäßig selten vor die Aufgabe gestellt, einen plastischen Ersatz für verloren gegangene Teile zu schaffen. Defekte dieses Knochens entstanden noch am häufigsten nach der Operation bösartiger Geschwülste, und hier waren es in erster Linie die großen Substanzverluste des ganzen Mittelstücks nach der Operation von Karzinom oder Sarkom, die wegen der schweren Funktionsstörung einen Ersatz dringend erforderlich machten. Die Versuche, das verloren gegangene Mittelstück durch Knochenplastik zu ersetzen, haben bisher keine sehr günstigen Resultate ergeben. Sie scheiterten im allgemeinen an der Unmöglichkeit, das Operationsgebiet wegen der breiten Kommunikation mit der Mundhöhle aseptisch zu erhalten. Am besten scheinen noch die Bestrebungen von Krause geglückt zu sein, der einen gestielten Haut-Knochenlappen implantierte, der vom Unterkieferrand entnommen war und nach der Seite verzogen wurde. Jedoch ist diese Methode nur für verhältnismäßig kleine Defekte anzuwenden.

Für die großen Defekte mußte man sich eines künstlichen Ersatzes bedienen, für den zuerst Claude Martin in seiner „Prothèse immédiate" das erste brauchbare Modell geschaffen hat. Der Apparat bestand aus einer Nachbildung des verloren gegangenen Kieferstücks aus Kautschuk, der durch Schrauben an den Kieferresten befestigt wurde. Der Apparat wurde unmittelbar nach der Operation eingesetzt und blieb bis zur vollkommenen Vernarbung liegen, um dann durch eine definitive herausnehmbare Prothese ersetzt zu werden. Bönnecken, Sauer, Stoppany, Partsch und Schröder haben später Resektionsschienen angegeben, die verbesserte Modifikationen des Martinschen Apparates darstellen. Alle diese Apparate haben das gemeinsam, daß sie frei in der offenen Wunde liegen. Dagegen beabsichtigten Warnekros und Gluck einen mit den Kieferstümpfen fest verbundenen Metall-Apparat zwischen den Weichteilen des Kinns und dem Mundboden zum Einheilen zu bringen. Bei einem 12 jährigen Knaben mußte wegen eines Sarkoms das ganze Bogenstück des Unterkiefers, rechts bis zum letzten Backenzahn, links bis zum

Unterkieferwinkel, entfernt werden. Als Ersatz fertigte Warnekros eine Schiene aus Gold an, die aus einem doppelten Metallbügel bestand, deren Endplatten die resezierten Kieferstümpfe wie eine Klammer umfaßten und mit Schrauben befestigt wurden. Die Weichteile: Muskeln, Haut und Schleimhaut wurden durch schichtweise Naht über der Prothese zusammengenäht, so daß der ganze Apparat versenkt wurde. Der Apparat heilte ein und die Bewegungen des Unterkiefers waren von Anfang an unbehindert. Die Operation wurde im Jahre 1893 gemacht. Kurz vor Ausbruch des Krieges, also über 20 Jahre später, hatte ich Gelegenheit, den Patienten zu sehen. Der Apparat saß noch immer an den Kieferstümpfen fest. Das kosmetische Resultat war ein sehr gutes, die Form des Gebisses und namentlich der Kinnpartie, war eine normale, was wohl darauf zurückzuführen ist, daß die Kieferstümpfe gewachsen sind und die Prothese vor sich hergeschoben haben.

Es hat nicht an Versuchen gefehlt, die Resektionsschienen auch in Fällen von Verletzungen des Unterkiefers, namentlich von Kriegsverletzungen, die zu einem größeren Substanzverlust des Knochens geführt hatten, zu verwerten. So sind im Russisch-Japanischen Kriege von den Japanern in einer Anzahl von Schußverletzungen Schienen aus Metall zwischen die Kieferstümpfe eingesetzt worden. Das Resultat hat den Erwartungen in keiner Weise entsprochen. Der Mißerfolg ist darauf zurückzuführen, daß wir es bei den Schußverletzungen keineswegs mit so sauberen und glatten Verhältnissen zu tun haben, wie sie nach den Resektionen bei Geschwulstexstirpationen vorliegen. Schon der Umstand, daß die in der Schußwunde liegenden Bruchflächen höchst unregelmäßig gestaltet sind, daß in dem Defekt eine größere Anzahl von Knochensplittern liegen, die größtenteils mit dem Periost und mit den übrigen Weichteilen noch mehr oder weniger zusammenhängen, würde nur ganz ausnahmsweise das Anlegen einer solchen Schiene gestatten, wenn man nicht vorher die Wunde ausräumt, die Knochensplitter entfernt und so Bedingungen schafft, die denen einer Resektionswunde ähnlich sind. Es liegt auf der Hand, daß für solche umfangreichen Eingriffe hinter der Front, auf den Verbandsplätzen oder im Feldlazarett selten die genügenden Einrichtungen vorhanden sein werden. Während dann, wenn der Verwundete ins Kriegslazarett oder ins Heimatslazarett abtransportiert worden ist, die Verhältnisse in der Wunde meistens sich so gestaltet haben werden, daß eine Operation, wie sie zum Einsetzen einer Immediatprothese erforderlich ist, wegen der Infektionsgefahr durchaus zu widerraten wäre. Außerdem wird man sich nicht entschließen wollen, den Defekt durch Ausräumung der Knochensplitter und eine entsprechende Bearbeitung der Bruchenden zum Zweck des Einsetzens der Schiene noch zu vergrößern. Wir werden vielmehr bestrebt sein, alles was von lebensfähigen Knochenteilen noch in der Wunde vorhanden ist, auf das sorgfältigste zu schonen und zu erhalten. Dementsprechend ist von Immediatprothesen in dem gegenwärtigen Kriege nur im Anfang und in ganz vereinzelten Fällen Gebrauch gemacht worden.

Wo in der Friedenspraxis lineare Durchtrennungen des Unterkiefers in freier Wunde vorkamen, wie bei der osteoplastischen Resektion des Unterkiefers, am Kieferwinkel nach v. Langenbeck, in der Mittellinie nach Sédillot, war es gebräuchlich, die Knochenenden durch Drahtnähte miteinander zu vereinigen. In den Lehrbüchern wird übereinstimmend angegeben, daß diese Knochennaht eine gute Vereinigung der Bruchenden in normaler Stellung sichere, und daß die Funktion des Kiefers gleich nach der Naht eine gute sei. Nach unseren Erfahrungen ist dies nun keineswegs der Fall. Wir haben bei einer verhältnismäßig großen Zahl von Kiefernähten uns überzeugen können, daß es selten oder nie gelingt, die Bruchenden durch die Drahtnähte in wirklich normaler Stellung sicher zu fixieren. Zwar kam es schließlich immer zur knöchernen Vereinigung, aber meistens stellten sich an der Nahtstelle lokale Nekrosen ein, kleine Sequester kamen zur Abstoßung. Sehr häufig war man genötigt, die Drahtnähte wegen lokaler Eiterung nachträglich zu entfernen. Auch die Fixation der Bruchenden, obgleich es sich immer um glatte Flächen handelte, war keineswegs genügend. Nach der Heilung zeigte sich fast immer eine größere oder geringere Irregularität des Bisses. Diese Umstände haben uns bewogen, von der Verwendung der Knochennaht bei Durchschneidungen des Kiefers im Bereiche des Bogenstücks Abstand zu nehmen, und statt dessen die Bruchstücke durch eine Kautschukschiene, die unmittelbar nach der Operation eingesetzt wird, zu verwenden. Die Schienen wurden uns von den Zahnärzten der Klinik Warnekros angefertigt, das Einsetzen gleich nach der Operation nahm wenige Minuten in Anspruch. Wir ersparten eine Menge Zeit, die sonst auf das Anlegen der Bohrlöcher und das Knüpfen der Drahtnähte verwendet werden mußte. Der Patient konnte gleich nach der Operation den Kiefer frei bewegen und die Heilung erfolgte in jedem Falle in ganz normaler Stellung ohne Eiterung und ohne Sequesterbildung.

Dieselben, wenig günstigen Erfahrungen, die wir mit der Kiefernaht nach Durchschneidung des Kiefers gemacht haben, ergaben sich auch bei den Versuchen, komplizierte Kieferbrüche durch die Knochennaht zu vereinigen. Man hat auch hier die gleichen Schwierigkeiten, die Bruchstücke exakt miteinander in Kontakt zu bringen und ein aseptisches Einheilen der Drahtnähte zu erzielen. Gleichwohl sind im Anfange des Krieges in einer nicht geringen Zahl von Fällen Versuche gemacht worden, bei Schußbrüchen des Unterkiefers die Fragmente durch Drahtnaht zu vereinigen. Die Erfolge waren durchaus schlecht. Es hat hinterher oft nicht geringe Mühe gekostet, die Drahtsuturen, welche monatelang hindurch Eiterung und Fistelbildung verursachten, wieder zu entfernen. Das erhoffte Resultat: die primäre Vereinigung der Knochenstümpfe, ist wohl kaum jemals erzielt worden.

Die Zahl der freien Knochenverpflanzungen, die zum Zwecke des Ersatzes von Kontinuitätsdefekten im Unterkiefer vor dem Kriege gemacht worden sind, ist verhältnismäßig gering gewesen. Immerhin sind eine Anzahl von Fällen bekannt geworden, in denen es gelungen ist, Knochenstücke, die von dem Patienten selbst entnommen waren, zur Einheilung zu bringen und den knöchernen Zusammenhang zwischen den Bruchenden wiederherzustellen. So hat im Jahre 1908 Tilmann den aufsteigenden Ast des Unterkiefers, der wegen Karzinoms reseziert worden war, durch einen Periost-Knochenlappen aus der Tibia ersetzt. Trotz der Schwierigkeit, die es machte, die Mundhöhle gegen das Transplantationsgebiet abzuschließen, heilte der größte Teil des überpflanzten Knochens schließlich ein, nachdem ein größeres Stück sich unter Eiterung abgestoßen hatte. In einem zweiten Falle, wo die Überpflanzung nach einer Resektion wegen Aktinomykose gemacht wurde, war der Erfolg nicht so günstig. Das ganze Knochenstück wurde nach kurzer Zeit abgestoßen, jedoch heilte das Periost ein und es fand eine Knochenneubildung statt. Der funktionelle Erfolg blieb aber aus, und der Kiefer mußte durch eine Prothese in der richtigen Lage erhalten werden.

Einen Defekt des horizontalen Unterkieferastes, der nach Knocheneiterung entstanden war, konnte Schmieden durch Überpflanzung eines 9 cm langen Knochenstücks zur Heilung bringen. Durch eine von Professor Schröder angefertigte Prothese wurden die Kieferstümpfe in richtiger Lage fixiert, dann wurde ein 9 cm langes Tibiastück zwischen die Fragmente eingesetzt, wobei die Eröffnung der Mundhöhle vermieden werden konnte. Es erfolgte primäre Verheilung, und nach 10 Wochen war der Unterkiefer fest. Ein zweiter Patient, bei dem das durch ein Trauma verloren gegangene Mittelstück ersetzt werden sollte, ging an Pneumonie zugrunde. Schmieden gibt für die Technik folgende Regeln an: Man soll zur Überpflanzung körpereigenes Material nehmen. Bei der Operation soll die Eröffnung der Mundhöhle zur Wahrung der Asepsis sorgfältig vermieden werden. Die Befestigung des Knochenstücks zwischen den Fragmenten wird durch Drahtnähte herbeigeführt, um eine primäre Festigkeit direkt durch die Operation zu erzielen. Außerdem soll eine vom Zahnarzt angefertigte Prothese während und längere Zeit nach der Operation getragen werden, bis der Kiefer eine hinreichende Festigkeit erlangt hat. Wir sehen, daß diesen Operateuren die großen Vorteile, die aus einem Handinhandarbeiten des Chirurgen und Zahnarztes entstehen, nicht entgangen sind. Während früher die Chirurgen es als einen Nachteil empfanden, daß sie bei ihren Operationen am Unterkiefer der technischen Hilfe des Zahnarztes nicht entraten konnten (Schlatter), sehen wir, wie hier die ersten Schritte auf dem Wege der gemeinsamen Arbeit beider gemacht wurden, der bald zu so ausgezeichneten Resultaten führen sollte.

In den früheren Kriegen ist die Zahl der Verletzungen des Kiefers keine besonders große gewesen. So konnte Generalarzt Dr. Schultzen aus dem Kriegssanitätsbericht von 1870/71 feststellen, daß damals im Durchschnitt etwa 8 Fälle von Kieferverletzungen bei jedem Armeekorps zur Behandlung kamen, wobei die tödlich verlaufenen mit eingerechnet sind. Auch im Russisch-Japanischen Feldzuge und im letzten Kriege auf der Balkanhalbinsel war die Zahl der Kieferschüsse noch keine sehr große. Das hat sich jetzt während des großen Krieges gewaltig geändert. Die Zahl der Kopf- und Gesichtsschüsse, und damit den Verletzungen des Unterkiefers hat sich, seitdem auf dem größten Teile aller Fronten der Stellungskrieg eingesetzt hat, in ganz ungeahnter Weise vermehrt. Dementsprechend hat sich die Notwendigkeit herausgestellt, für diese besondere Art der Verletzungen besondere Fürsorge zu treffen. Man hat sich entschlossen, alle schwereren Fälle von Kieferverletzungen im Felde nur so weit zu behandeln, daß sie ohne Nachteile in die Heimat zurückbefördert werden können, um sie dann in besonderen Speziallazaretten zu vereinigen, in denen die Behandlung unter ständigem Zusammenwirken von Zahnärzten und Chirurgen zu Ende geführt werden könnte. Es sind so allein in Preußen nach Schultzen 235 zahnärztliche Abteilungen eingerichtet worden, in denen neben der in erster Linie notwendigen zahnärztlichen Behandlung, auch für die in vielen Fällen notwendige chirurgische Fürsorge Einrichtungen getroffen sind. Wie groß die Zahl der in diesen Lazaretten zur Behandlung gekommenen Fälle geworden ist, geht u. a. aus den Berichten des Kieferlazaretts in Düsseldorf hervor, das unter der Leitung von Bruhn, Hauptmeyer und Lindemann mustergültige Einrichtungen für diese besondere Art von Verletzungen getroffen hat und dessen Leiter sich außerdem das große Verdienst erworben haben, durch ihre Veröffentlichungen und das Abhalten von Kursen ihre Erfahrungen den deutschen Zahnärzten und Chirurgen allgemein zugänglich gemacht zu haben.

In dem Folgenden soll der Versuch gemacht werden, vom Standpunkte des praktischen Chirurgen aus die Erfahrungen, die wir an unserem Lazarett, das vom Sanitätsamt des III. Armee-Korps eingerichtet ist, und das der zahnärztlichen Leitung von Professor Warnekros untersteht, bei dem Ersatz von Unterkieferdefekten durch plastische Knochenoperationen, zu schildern.

Die komplizierten Knochenschußbrüche kommen unter der modernen zahnärztlichen Behandlung, die nach Beseitigung der mehr oder weniger großen Dislokation der Fragmente für Ruhigstellung und sichere Fixation der beweglichen Bruchenden durch exakte Schienung sorgt, in der weitaus größten Zahl der Fälle zur sicheren Heilung in normaler Stellung. Der Prozentsatz der Knochenbrüche, in der die Heilung unter Bildung einer Pseudarthrose oder eines größeren Knochendefekts erfolgt, ist verhältnismäßig ein geringer, dennoch ist die absolute Zahl der Fälle, in denen schließlich der Chirurg vor die Aufgabe gestellt wird, für das verlorene

Knochenstück auf dem Wege der plastischen Operation Ersatz zu schaffen, noch immer eine recht große.

Wenn bei einer komplizierten Fraktur des Unterkiefers die knöcherne Vereinigung ausbleibt, so können die Ursachen dafür ganz verschiedener Art sein.

In einer Reihe von Fällen ist der Substanzverlust, der unmittelbar durch die Gewalt der Verletzung verursacht wird, ein so großer, daß von vornherein eine Verheilung der Bruchstücke unmöglich wird. Wenn durch das Geschoß das ganze Bogenstück des Kiefers samt den bedeckenden Weichteilen fortgerissen wird, oder wenn ein Geschoß von innen her auf den horizontalen Kieferast auftrifft, den Knochen in eine Anzahl großer Trümmer zerschlägt und diese aus der Ausschußöffnung mit herausreißt, so fehlt es natürlich von vornherein an dem nötigen Material, durch das der Knochendefekt wieder überbrückt werden könnte. Dies sind im ganzen keine allzu häufigen Vorkommnisse. Viel häufiger bleiben die Fragmente des zerbrochenen Knochens in ihrer Gesamtheit erhalten, aber infolge der nachträglich eintretenden Infektion der Wunde kommt es zur Ausstoßung einer so großen Zahl von Knochensplittern, daß die Lücke durch das von den verbleibenden Knochenenden und den Periostresten neugebildete Knochengewebe nicht mehr verschlossen werden kann. Ebenso zahlreich sind die Fälle, in denen die knöcherne Vereinigung durch die erhebliche Dislokation der Fragmente verhindert wird. Bei den Brüchen des Bogenstücks und der horizontalen Kieferäste kommt diese Ursache nicht so häufig zur Beobachtung, wenigstens dann nicht, wenn der Kranke von vornherein in geeignete Behandlung kam, und die Bruchstücke rechtzeitig geschient wurden. In dieser Gegend bleibt die Vereinigung noch am häufigsten aus, wenn es sich um mehrere Frakturen handelt, oder wenn der Bruch einen zahnlosen atrophischen Kiefer getroffen hat. Dagegen bleibt bei den Brüchen des Kieferwinkels die Vereinigung sehr viel leichter aus. Die Fragmente werden bald nach der Verletzung durch den Muskelzug sehr erheblich gegeneinander verzogen, und wenn es nicht möglich ist, rechtzeitig die Stellung in geeigneter Weise zu korrigieren, sei es, weil es an Zähnen fehlt, an denen man die Stützapparate befestigen könnte, sei es, daß größere Weichteilsverletzungen oder lebhaftere Entzündungsvorgänge in der Wunde, das Anbringen geeigneter Prothesen unmöglich machen, so wird man nicht auf eine knöcherne Verheilung rechnen dürfen.

In einer verhältnismäßig großen Zahl von Fällen haben wir das Ausbleiben der knöchernen Vereinigung beobachten können, wenn abgestorbene Knochenstücke sich zwischen die Fragmente gelagert hatten, oder wenn die Wurzeln der neben der Bruchlinie stehenden Zähne in letztere hineinragten. Die Abbildung 1 zeigt einen Unterkieferbruch, bei dem die Konsolidation der Fragmente trotz guter Stellung der Bruchstücke, und obgleich alle Anzeichen eines entzündlichen Prozesses fehlten, viele

Monate lang ausblieb, bis man in einer in der Bruchlinie steckenden Zahnwurzel das Hindernis für die Verheilung entdeckte. Die Zahnwurzel
wurde extrahiert, und schon nach wenigen Wochen konnte man die feste
Verheilung des Bruches konstatieren (siehe Tafel I, 1). Geschoßsplitter,
Sequesterstücke können in ähnlicher Weise die Heilung stören, und man
sieht nach ihrer Entfernung, daß die lange verzögerte Heilung schnell
eintritt.

Die Interposition von Weichteilen kann ebenfalls eine nachteilige
Rolle für die Vereinigung spielen. Sie wird am häufigsten beobachtet,
wenn längere Zeit eine erhebliche Dislokation der Bruchenden bestanden
hatte, oder wenn infolge von entzündlichen Vorgängen Teile des Kiefers
der Nekrose anheimgefallen waren. Der Gewebswall, der sich unter diesen
Umständen zwischen die Bruchenden einschieben kann, verhindert es,
daß der Defekt im Unterkiefer durch Neubildung von Knochengewebe überbrückt wird.

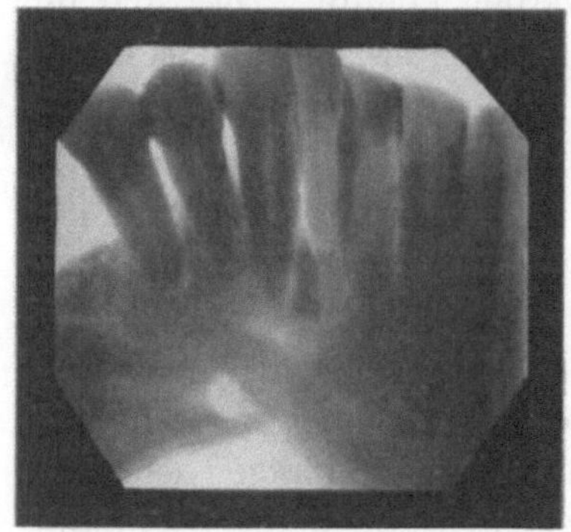

Abb. 1.

Wenn es gelingen soll, einen Defekt im Unterkiefer durch Transplantation
zu überbrücken, und das eingepflanzte Knochenstück zur dauernden Vereinigung mit den Unterkieferstümpfen zu bringen, so ist dafür die erste Vorbedingung, daß es gelingt, die Knochenfragmente gegeneinander in richtigen
Abstand und in richtiger Position gegeneinander festzustellen. Von der Fixation
in richtigem Abstand und in richtiger Stellung hängt in erster Linie
die spätere gute Funktion des verheilten Kiefers ab. Nur wenn das
eingepflanzte Knochenstück das verloren gegangene Gewebe in genau
abgemessener Weise ersetzt, werden nach der Verheilung die Zähne in
richtiger Weise aufeinander treffen können. Außerdem aber hängt von
einer guten Fixation der Bruchstücke gegeneinander das Einheilen des
überpflanzten Knochens ab. Wenn nach der Einpflanzung die Kieferstümpfe nicht in dauerndem guten Kontakt mit dem eingepflanzten
Knochen gehalten werden können, wenn sie sich bei Bewegungen des
Kiefers ständig gegen das Implantat verschieben, wenn an den Be-
rührungsflächen fortwährende Hebel- und Wackelbewegungen statt-
finden, darf man auf das Eintreten einer knöchernen Verbindung nicht
mit Sicherheit rechnen.

Diese Vorbedingung einer dauernden möglichst unveränderlichen
Feststellung der Kieferstümpfe läßt sich nur in dem einen Falle leicht
erfüllen, daß in beiden Bruchenden noch festsitzende Zähne vorhanden
sind. Ist dies der Fall, so wird es keine Schwierigkeit machen, den Zähnen
beiderseits eine Goldkappe aufzuzementieren und letztere durch einen

Steg zu verbinden, dessen Länge genau dem erforderlichen Abstand entspricht. Eine solche Brücke wird nun für sich allein nicht imstande sein, bei ausgiebigen Bewegungen des Unterkiefers jede Verschiebung der Bruchenden gegeneinander und gegen das Implantat aufzuheben, es werden immerhin noch gewisse Exkursionen, namentlich in seitlicher Richtung, möglich sein, die den sicheren Sitz des Implantats gefährden. Um diesen Nachteil zu verhindern, ist es uns zweckmäßig erschienen, in der ersten Zeit nach der Operation die Bewegungen des Unterkiefers ganz auszuschalten und sie späterhin auf ein gewisses Mindestmaß zu reduzieren. Das haben wir dadurch zu erreichen versucht, daß wir zwischen Oberkiefer und Unterkiefer eine artikulierende Verbindung anbrachten,

die für die erste Zeit den Unterkiefer ganz fest hielt und späterhin, bis zu einer Dauer von 6 Wochen, eine geringe Beweglichkeit gestattete. Es wurde zu diesem Zwecke über der Brücke noch eine Kautschukschiene aufmontiert, die sämtliche noch vorhandenen Zähne erfaßte.

Auf der gesunden Seite wurde den Mahlzähnen des Oberkiefers eine Kappe aufzementiert und an diese Kappe eine kleine, mit einem Schlitz versehene Metallschiene mittelst eines Gelenks beweglich befestigt. Der Schlitz der Schiene faßte über einen Metallstift, der in die Außenseite

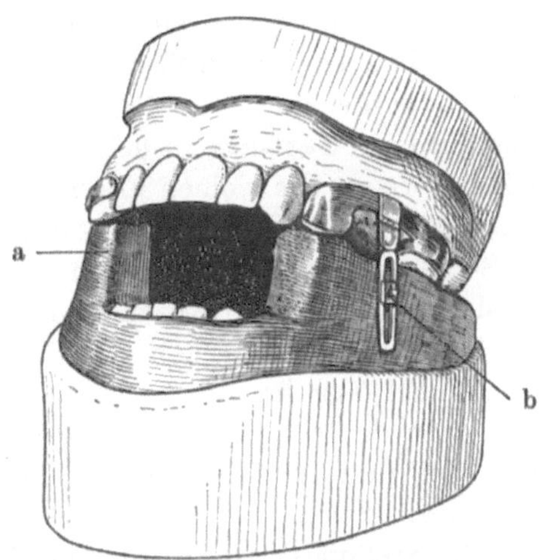

Abb. 2. a = Kautschukaufbiß.
b = Fixierungsschraube.

der Unterkieferschiene eingelassen wurde. Beim Heben und Senken des Unterkiefers bewegte sich der Stift in der Führungsrille auf und ab, konnte jedoch durch eine aufgesetzte Schraube in beliebiger Stellung festgehalten werden. Wurde die Schraube gelöst, so waren Bewegungen des Unterkiefers möglich, soweit der Schlitz diese erlaubte. Wurde die Schraube angezogen, so war der Unterkiefer gegen den Oberkiefer vollständig fixiert. Abb. 2 gibt eine Abbildung des kleinen Apparats.

Um dem Patienten während der Dauer der Fixation des Unterkiefers eine ausreichende Ernährung mit breiigen Speisen zu ermöglichen, wurde auf die Kautschukschiene des Unterkiefers ein Aufbiß aufmontiert, der den Biß auf 1 cm Zahndistanz sperrte. Ein Ausschnitt etwa im Gebiete der Schneide- und Eckzähne gab dann genügend Raum für die Zufuhr von Nahrungsmitteln (siehe Abb. 2).

Diese Vorrichtung hat es uns ermöglicht, von fixierenden Kopfverbänden abzusehen, die ja einerseits den Kranken in ziemlich erheblicher

Weise belästigen, und andererseits ja doch nicht imstande sind, die Bewegungen des Unterkiefers auf die Dauer zu verhindern.

Leider tragen nur in einem Teile der zur Operation kommenden Fälle noch beide Bruchenden feste Zähne. Häufig fehlen diese auf der einen oder anderen Seite, sei es nun, daß sie schon von der Verletzung verloren gegangen waren, oder daß sie durch das Geschoß herausgeschlagen wurden. In noch anderen Fällen liegt der Defekt überhaupt nach auswärts von den letzten Zähnen, also im Kieferwinkel oder im aufsteigenden Ast.

Liegt die Knochenlücke noch im Bereiche des horizontalen Astes, so kann man immerhin noch ohne große Schwierigkeit eine leidliche Feststellung erzielen, wenn nur in dem größeren Bruchstück noch tragfähige Zähne vorhanden sind. Wir sind in diesem Falle so verfahren, daß den Zähnen des großen Bruchstücks eine Kautschukschiene aufmontiert wurde, die nach der Seite des kleineren Bruchstücks in einen rinnenförmigen Fortsatz auslief. Zwischen die Arme dieser Rinne wurde der Zahnfortsatz des kleinen Fragments gefaßt und dadurch eine immerhin noch ausreichende Fixation des zahnlosen Fragments erreicht, wenn man nur Sorge trug, die Bewegungen des Unterkiefers durch den oben beschriebenen Apparat auszuschalten.

Schwieriger liegen die Verhältnisse schon, wenn der Defekt im Kieferwinkel oder im aufsteigenden Aste liegt. In diesen Fällen ist die Dislokation der Fragmente eine erhebliche, das kurze Bruchstück wird nach vorn und innen verzogen, das größere weicht nach hinten und einwärts ab.

Die Stellungskorrektur des größeren Fragments läßt sich bei dieser Form der Kieferbrüche immerhin noch leicht erzielen, wenn nur das Unterkieferfragment sowohl wie der Oberkiefer noch Zähne tragen. Man kann entweder eine feste, starre Verbindung zwischen den Zähnen des Ober- und Unterkiefers herstellen, oder man bringt zwischen der Ober- und Unterkieferschiene eine artikulierende Verbindung an, welche dem Unterkiefer nur ganz geringe Exkursionen in sagittaler Ebene gestattet. Die Schwierigkeit besteht darin, das zahnlose kleinere Fragment in normaler Stellung festzuhalten und es gleichzeitig gegen das größere Fragment so sicher zu fixieren, daß die Möglichkeit einer Einheilung des transplantierten Knochenstücks gegeben wird.

Lindemann-Düsseldorf sucht das Ziel auf folgende Weise zu erreichen:

In das untere Ende des aufsteigenden Astes, nicht allzu nahe der Bruchlinie, wird ein Metallnagel eingetrieben, an den ein elastischer Zug angreift, der seinerseits an einem von einer Stirnbinde herabsteigenden Metallbügel seinen Halt findet. Wenn durch den elastischen Zug die Stellungsanomalie ausgeglichen ist, wird das Fragment in der richtigen Lage gegen das große Bruchstück durch einen Metallstab festgehalten, dessen eines Ende mit dem Nagel fest verschraubt wird, während das andere Ende an einer den Zähnen des großen Fragments aufzementierten Schiene befestigt wird, oder aber, wenn keine Zähne mehr vorhanden sein sollten, mit einem zweiten Nagel verschraubt wird, den man in das vordere Bruchstück eintreibt. Wenn die Nägel in den Kieferstümpfen sicher einheilen und für die Extension und die spätere Fixation des Fragments einen sicheren Halt gewähren sollen, so genügt es nicht, einen Nagel in den Kiefer einfach einzuschlagen oder einzuschrauben. Lindemann und Bruhn haben zu diesem Zwecke einen sehr sinnreichen und kleinen Apparat konstruiert, der aus drei Teilen besteht, nämlich einem in eine Schraube auslaufenden Nagel mit breitem Widerlager am einen Ende, einer Zwischenscheibe und einem starken Drahtarm, der auf den eigentlichen Nagel aufgeschraubt wird. Der Apparat wird in folgender Weise angebracht: Der Knochen wird nach Abhebung des Periostes durchbohrt, der Nagel wird von der Innenfläche her eingeführt und sein freies Ende durch eine besondere Öffnung in der Haut herausgeschoben; die Weichteilswunde wird durch Etagennaht geschlossen. Nun kann der Drahtarm auf die hervorragende Schraube des Nagels aufgeschraubt werden, und man kann die Extension in beliebiger Richtung ausführen. Das Lindemannsche Verfahren gestattet ohne Zweifel eine gute Korrektur der Dislokation und eine gute Fixierung der Fragmente. Seine Nachteile bestehen darin, daß zwei besondere operative Eingriffe nötig sind, um die Extensionsschraube anzubringen und zu entfernen, und ferner darin, daß der Patient gezwungen ist, längere Zeit den höchst unbequemen Fixationsapparat zu tragen, der von den Zähnen aus der Mundhöhle heraus zu der Extensionsschraube hinführt.

Von anderer Seite ist die Schwierigkeit der Stellungskorrektur und der Fixation des aufsteigenden Astes so hoch eingeschätzt worden, daß man überhaupt darauf verzichtet hat, eine Verbindung zwischen den Fragmenten wieder herzustellen. Man hat lieber den ganzen aufsteigenden Ast, resp. den noch von ihm vorhandenen Rest vollständig geopfert, das Gelenkende exartikuliert, und an das freie Ende des großen Unterkieferbruchstücks ein Stück Knochen angeheilt, dessen freies Ende in der Gelenkhöhle seine Stütze finden sollte. So ist namentlich Klapp verfahren, der als Ersatzstück den vierten Mittelfußknochen mit Vorliebe verwendet hat.

Uns ist der Gedanke, ein gesundes Gelenk zu opfern und einen gesunden Knochen, wenn er auch atrophisch ist, zu exstirpieren, um beide durch Transplantation in mehr oder weniger vollkommener Weise zu ersetzen, durchaus unsympathisch gewesen. Nach unserer Erfahrung ist auch ein sehr atrophischer Knochen, wenn er nur in gute Verbindung mit dem überpflanzten Ersatzstück gebracht werden kann, durchaus noch in der Lage, unter dem Impuls des wiedereinsetzenden funktionellen Reizes sich zu erholen und wieder neues Knochengewebe anzubilden.

Wir würden uns also nur in Fällen von sehr hochgradigem Schwund des aufsteigenden Astes dazu entschließen, ihn fortzunehmen und durch Überpflanzung zu ersetzen.

Wir haben die Stellungskorrektur und die Fixation des Fragments in folgender Weise zu erreichen versucht:

An den Mahlzähnen des Oberkiefers wurde eine kleine Prothese befestigt, die den vorwärts und einwärts gezogenen Kieferast nach außen und rückwärts drängte. Durch allmähliches stärkeres Auftragen von Guttapercha wurde die Dislokation schrittweise ausgeglichen, wobei man nur Sorge tragen mußte, ganz allmählich vorzugehen, um nicht durch zu starken Druck die Mundschleimhaut zu schädigen. Wenn das Fragment auf diese Weise in die richtige Lage gebracht war, so wurde es in dieser durch das Zusammenwirken des Muskelzugs und des Gegendrucks von seiten der Prothese auch so lange unbeweglich erhalten, als der Mund geschlossen blieb. Wenn man also Sorge trug, das große Kieferfragment gegen den Oberkiefer zu fixieren und auf diese Weise ein Öffnen des Mundes zu verhindern, so blieben die beiden Bruchstücke dauernd in richtiger Weise einander gegenüber gestellt. Nunmehr wurde die Transplantation vorgenommen und der Mund bis zur Einheilung des Transplantats geschlossen erhalten. Nach etwa 4 Wochen konnte die Schiene entfernt werden, und wir hinderten dann den Kranken noch für einige Zeit durch eine Kinnkappe mit leichtem Gummizug an ausgiebiger Bewegung des Unterkiefers, bis eine völlige feste Vereinigung eingetreten war.

Die Abbildung 3 gibt ein Bild einer kleinen Prothese, die sich und in einer Anzahl von Fällen vorzüglich bewährt hat. Die Festigung des großen Fragments vermittelst einer starren Verbindung zwischen den Zähnen des Ober- und Unterkiefers, ist in Abb. 2 und Abb. 4 abgebildet. Tafel II, 1 zeigt, wie die Fragmente durch die beiden Prothesen in richtiger Stellung erhalten bleiben, und Tafel II, 2 gibt den Befund 4 Wochen nach der ausgeführten Plastik, es zeigt das implantierte Knochenstück in guter Stellung zwischen den beiden Fragmentenden, und man sieht, wie an beiden Enden eine knöcherne Vereinigung zwischen dem Knochenstück und den beiden Kieferenden zustande gekommen ist.

Wir glauben dies verhältnismäßig einfache Verfahren der Nachahmung empfehlen zu können, es ist für den Kranken sicher weniger belästigend, als das Korrekturverfahren mittelst Nagelextension und erspart ihm den doppelten operativen Eingriff, der für das Anbringen und für das Entfernen der Extensionsschraube erforderlich ist. Gegenüber dem Verfahren, bei dem der Rest des aufsteigenden Astes samt dem Gelenkende geopfert wird, hat es den großen Vorteil, daß es dem Kranken sein Kiefergelenk und den aufsteigenden Ast konserviert, und daß außerdem die Operation der Knochenüberpflanzung sich außerordentlich viel einfacher und schonender gestaltet, da erstens der nicht ganz unbedeutende

Eingriff der Exartikulation des Gelenkendes wegfällt, und zweitens, das Knochenstück, das man zur Ausfüllung des Defekts braucht, sehr viel kleiner sein kann, als dasjenige, dessen man bedarf, um den ganzen aufsteigenden Ast zu ersetzen.

Es muß zugegeben werden, daß bei gewissen Fällen der noch vorhandene Rest des aufsteigenden Astes so hochgradig atrophisch geworden ist, daß die Aussicht für eine knöcherne Verheilung mit dem transplantierten Knochen sehr gering erscheint. Wenn seit der Verletzung sehr lange Zeit verstrichen ist, und wenn das Kieferfragment in unkorrigierter Stellung sehr lange verharrt hat, so treten an dem Knochen und dem Periostüberzug die Erscheinungen der Inaktivitätsatrophie auf, die sehr

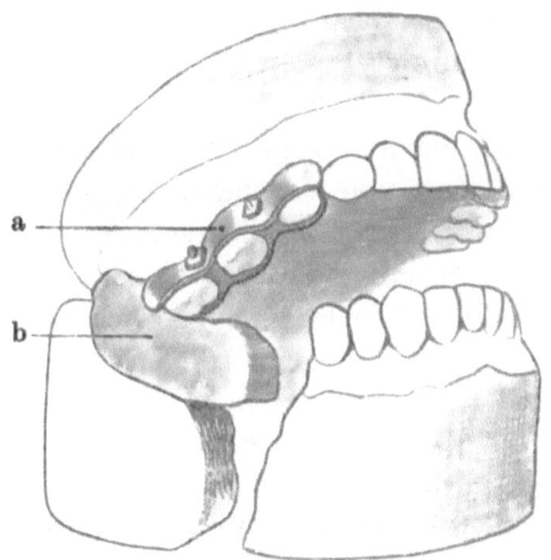

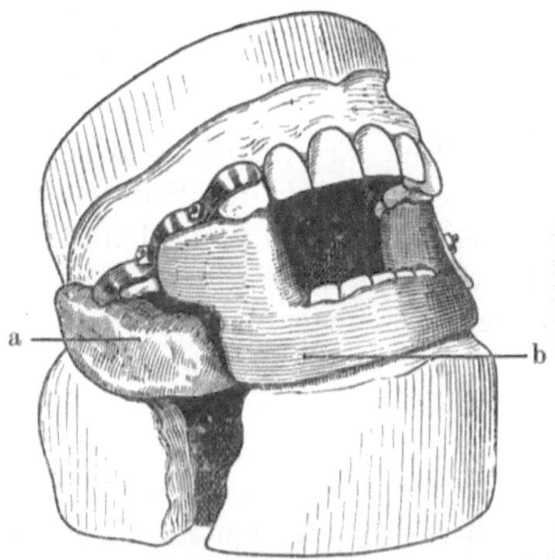

Abb. 3. a = Schiene, die den Guttaperchakloß am Oberkiefer befestigt. b = Guttaperchakloß, der das zahnlose Fragment in die richtige Lage drängt.

Abb. 4. a = Guttaperchakloß, der das zahnlose Fragment fixiert. b = Kautschukaufbißschiene, die das große Fragment fixiert.

erhebliche Grade erreichen können. Die Knochensubstanz wird zum großen Teil durch Resorption der Kalksalze zum Schwinden gebracht, das Knochenmark verfällt der fettigen Degeneration und das Periost verwandelt sich in einen dünnen, spärlichen und gefäßarmen Überzug. Der ganze Knochen nimmt an Volumen erheblich ab, seine Konsistenz wird weich und schwammig, und das freie Knochenende ragt pfriemenförmig zugespitzt in die Weichteile hinein. Tafel I, Abb. 2 zeigt sehr deutlich das Bild eines solchen atrophischen Knochens, es ist 10 Monate nach der Verletzung aufgenommen worden.

Wenn die Atrophie des aufsteigenden Astes derartig hohe Grade erreicht hat, wird es naturgemäß sehr zweifelhaft sein, ob der Knochen noch die ausreichende Regenerationsfähigkeit besitzt, um bei einem Versuch der plastischen Wiedervereinigung hinreichend neues Gewebe anbilden zu können, als dazu erforderlich ist, die knöcherne Verbindung mit dem Implantat wieder herzustellen. In solchem Falle kann es natürlich angebracht sein, das Gelenkende zu opfern und auf seine Vereinigung mit dem großen Bruchstück zu verzichten.

Bei der Operation verfährt man dann in der Weise, daß man von einem hinter und unter dem Kieferwinkel gelegenen Bogenschnitt sich das untere Ende des aufsteigenden Astes freimacht und auf stumpfem Wege mit dem Raspatorium und Elevatorium die Weichteile von dem Knochen bis gegen das Gelenkende hinauf ablöst. Man hat sich dabei vor der Verletzung der Parotis auf der Außenseite, und der Mundschleimhaut auf der Innenseite sorgfältig zu hüten. Ist man so bis gegen den Gelenkhals und den Proc. coronoideus hinaufgelangt, so wird letzterer mit der Knochenschere abgekniffen, dann faßt man den Gelenkast mit einer starken Zange und dreht ihn aus dem Gelenk heraus. Die Blutung ist, wenn man auf diese Weise verfährt, eine geringe und läßt sich durch temporäre Tamponade leicht stillen.

Zum Ersatz des Knochens eignet sich nach unserer Ansicht am besten ein Stück des Hüftbeinkamms, daß man von vornherein so zuschneidet, daß das Transplantat einigermaßen die Form des zu ersetzenden Kieferstücks zeigt. Es ist nicht unbedingt notwendig, daß das Knochenstück mit seinem einen Ende genau die Form des Gelenkköpfchens wiedergibt, es ist auch nicht unbedingt nötig, daß das Knochenende seine Stütze und Widerlage in der Gelenkhöhle selber findet. Wenn nur eine knöcherne Vereinigung mit dem stehengebliebenen Unterkieferfragment eintritt, so genügt es, wenn das freie Ende eine Stütze in der Nähe der Gelenkfläche, etwa unter dem Jochbogen, findet. Es wird auch so die Verschiebung des Unterkiefers in ausreichender Weise verhindert.

Die Überbrückung der Unterkieferdefekte haben wir in unserem Lazarett ausschließlich auf dem Wege der Autoplastik angestrebt. Wir haben in jedem Falle mit Periost gedeckte Knochenstücke, die dem Körper des Patienten selbst entnommen waren, verwandt. Die fehlenden Knochenteile, die bei Kieferdefekten ersetzt werden müssen, sind ja immer nur von einem verhältnismäßig geringen Volumen, so daß es in allen Fällen möglich sein wird, das Ersatzstück von dem Körper des Patienten selber zu gewinnen. Es ist durch die experimentellen Forschungen und durch die klinische Beobachtung in den letzten Jahren zur Evidenz klargestellt worden, daß körpereigenes Material für die Transplantation sich nicht nur besser eignet als totes Material, das auch im Falle reaktionslosen Einheilens immer nur die Rolle einer stützenden Prothese bilden kann, sondern daß es auch dem homoplastischen Material, das einem eben verstorbenen oder dem lebenden Körper eines anderen Individuums derselben Art entnommen wurde, weit überlegen ist. Wir verweisen in dieser Beziehung namentlich auf die Arbeiten von Lexer, Kausch, Küttner und Axhausen, die über das Verhalten transplantierter Knochensubstanz von der Leiche, von Amputierten und von Knochen, der dem

Patienten selbst entnommen war, eingehende Untersuchungen angestellt haben.

Wenn man sich entschlossen hat, zur Deckung einer Lücke im Unterkiefer körpereigenes Knochenmaterial zu verwenden, so wird man bei der Auswahl des Ersatzstückes in erster Linie darauf zu achten haben, daß man den Patienten durch die Entnahme des Knochenstücks nicht dauernd schädigt. Man muß also für die Entnahme des Implantats einen Knochen wählen, aus dem man ohne Gefahr einer späteren Funktionsstörung das betreffende Knochenstück entnehmen kann. Am häufigsten sind für die Plastik Stücke vom Schlüsselbein, von einer Rippe, von der Tibiakante oder vom Hüftbeinkamm entnommen worden. Zum Ersatz größerer Stücke, namentlich des ganzen aufsteigenden Kieferastes, hat man auch häufig den vierten Mittelfußknochen gewählt.

Was das Schlüsselbein anbelangt, so erscheint es für den ersten Augenblick verlockend, diesen Knochen für die Entnahme des Implantats zu wählen. Er ist leicht zugänglich, liegt im größten Teile seines Verlaufs unmittelbar unter der Haut, und es läßt sich von ihm ohne Schwierigkeit ein geeignetes Stück zur Transplantation gewinnen. Dagegen darf man nicht übersehen, daß der ganze Knochen nur geringe Dickendimensionen besitzt, daß man also, wenn man größere und namentlich dickere Stücke zur Überpflanzung gebraucht, sehr leicht Gefahr läuft, eine Fraktur des Knochens herbeizuführen, ein Ereignis, das im günstigsten Falle eine länger dauernde Funktionsstörung der Schulter mit sich bringt.

Von einer Rippe könnte man natürlich ein beliebig langes Stück resezieren, ohne eine erhebliche Funktionsstörung befürchten zu müssen. Jedoch läuft man, wenn man die Rippe in der ganzen Kontinuität resezieren und das betreffende Stück mit seinem gesamten Periostüberzug gewinnen will, in jedem Falle Gefahr, die Pleura zu verletzen und dadurch einen Pneumothorax und eventuell Pleuritis hervorzurufen. Wenn auch die Pleuraverletzung in den meisten Fällen ohne diese schweren Folgen vorübergehen wird, so ist das Risiko doch nicht ganz gering, und da sich außerdem herausgestellt hat, daß der Rippenknochen mit seiner dünnen Knochenschicht und seinem weitmaschigen Markraum kein besonders günstiges Material für die Transplantation abgibt, so ist man neuerdings von seiner Verwendung abgekommen.

Zu der Wahl eines Mittelfußknochens als Ersatz des aufsteigenden Astes ist man hauptsächlich durch die Form des Knochens bewogen worden, der ja mit seinem runden Gelenkköpfchen und seiner schmalen gestreckten Gestalt eine gewisse Ähnlichkeit mit dem Knochenstück, das er ersetzen soll, besitzt. Eine Schädigung der Funktion des Mittelfußes soll angeblich durch die Entnahme dieses Knochens nicht erfolgen. Indessen dürfte es doch nötig sein, über diesen Punkt noch weitere Erfahrungen zu sammeln. Wir unsererseits können uns der Befürchtung nicht erwehren, daß durch die Exstirpation eines Mittelfußknochens doch in manchen Fällen dauernde, bleibende Störung der Funktion des betreffenden Fußes hervorgerufen werden kann.

Von der vorderen Tibiakante, die ja fast in der ganzen Länge des Knochens unter der äußeren Haut verläuft, lassen sich beliebig lange Stücke für die Transplantation gewinnen, auch fällt es nicht schwer, das gewünschte Knochenstück zugleich mit einem überstehenden Rande von Periost heraus zu meißeln. Der Tibiaknochen ist außerdem mit seiner harten Compacta und seinem reichlichen Mark für die Transplantation gut geeignet. Allerdings bietet gerade die große Härte des Knochens bei seiner Bearbeitung gewisse Schwierigkeiten, die allerdings weniger bei der Entnahme des Knochenstücks selber ins Gewicht fallen, als wenn man hinterher das Knochenstück noch für eine beabsichtigte Verzahnung oder Verbolzung mit den Kieferstümpfen zurecht modulieren will. Eine Funktionsstörung nach der Entnahme eines Tibiastücks haben wir persönlich bei unseren Patienten nicht gesehen. Von anderer Seite wird allerdings über eine Anzahl von Knochenbrüchen berichtet, die an der Operationsstelle infolge direkter oder indirekter Gewalt aufgetreten sind. Wir sind jedoch der Meinung, daß man derartige nachteilige Folgen bei einiger Vorsicht nicht allzu sehr zu fürchten braucht. Wir lassen die Patienten nach der Operation 3 Wochen lang das Bett hüten und glauben, daß nach Ablauf dieser Zeit der Knochen in allen Fällen ausreichend regeneriert ist, daß man die Kranken mit einem gutem Stützverband aus Stärkebinden, die wir direkt auf die Haut legen, ohne Gefahr herumlaufen lassen kann. Wenn man allerdings, wie dies in einzelnen Fällen geschehen ist, die vordere Fläche der Tibia.in ganzer Ausdehnung fortnimmt, um aus dieser großen Knochenplatte ein Modell des aufsteigenden Kieferastes zurechtzuschneiden, so wird man sich nicht verhehlen können, daß durch eine derartige Manipulation eine sehr bedenkliche Schwächung des zu resezierenden Knochens bewirkt wird.

Weniger leicht zugänglich als die Tibia ist der obere Hüftbeinkamm, der sich in letzter Zeit einer zunehmenden Beliebtheit als Transplantationsmaterial erfreut. Während seine Freilegung wegen der oft dicken Fettschicht, die ihn bedeckt, und wegen der Muskelansätze, die an ihm inserieren, sehr viel weniger leicht ist, als die der Tibia, so läßt sich der Knochen mit dem Meißel sehr viel leichter bearbeiten, als jene, und man hat auch keine Schwierigkeit, einen ausreichenden Periostrand von der äußeren Fläche der Darmbeinschaufel zu gewinnen. Benötigt man zur Transplantation größere Stücke, so bietet der Darmbeinkamm noch außerdem den Vorteil, daß man von ihm leicht Partien entnehmen kann, die in ihrer Form die Biegung des zu ersetzenden Kieferstücks nachahmen. Die Wundverhältnisse, die aus der Entnahme des Implantats vom Darmbeinkamm resultieren, sind nicht so günstig, wie bei der Tibia, bei der die Operationswunde bei unseren Patienten ausnahmslos innerhalb 8 Tagen fest per primam verheilt war. Es entsteht an der Hüfte eine Höhlenwunde von ziemlicher Tiefe, deren Wände nicht immer zu primärer Vereinigung geeignet sind und die man zweckmäßigerweise für ein paar Tage mit einem dünnen Drain oder mit einem schmalen Gazestreifen drainiert, um eine Sekretverhaltung zu vermeiden.

Unter gewissen Umständen wird es möglich sein, die Knochenlücke im Unterkiefer dadurch zu überbrücken, daß man ein Stück vom unteren Rande des Unterkieferknochens selbst lostrennt und es durch seitliche Verschiebung in die Knochenlücke hineinlagert. Man verfährt dabei zweckmäßigerweise so, daß man das betreffende Knochenstück nicht ganz loslöst, sondern es in Verbindung mit dem Periostüberzug läßt, also gewissermaßen einen gestielten Lappen bildet. Dieses Verfahren hat zur Voraussetzung, daß es sich nicht um große Stücke handelt, und daß die seitliche Verschiebung nur eine geringe zu sein braucht, es wird sich also auf die Fälle beschränken müssen, wo die Knochenlücke eine kleine ist. Auch sind die technischen Schwierigkeiten, die bei der Bildung eines gestielten Knochenlappens zu überwinden sind, nicht ganz geringe, das Verfahren gibt jedoch, wo es sich anwenden läßt, gute praktische Resultate. Weniger geeignet ist die Bildung gestielter Knochenlappen, die man aus der weiteren Umgebung des Kiefers, aus dem Brustbein, aus dem Schlüsselbein, oder aus der Stirn entnehmen kann. Man ist aus naheliegenden Gründen von der Verwendung dieser Art von gestielten Lappen abgekommen.

Ehe man sich an den plastischen Ersatz eines Kieferdefekts macht, muß man sich überzeugt haben, daß einerseits die spontane knöcherne Verheilung nicht mehr zu erwarten ist, und daß andererseits die Verletzung als solche vollständig ausgeheilt ist. Darüber, ob man noch eine spontane knöcherne Vereinigung erwarten kann, gibt am sichersten eine mehrmals wiederholte Kontrolle der Bruchenden durch Röntgenaufnahmen Aufschluß. Es kommt oft genug vor, daß die Bildung neuen Knochengewebes zwischen den Bruchenden längere Zeit sistiert, um dann wieder einen neuen Anlauf zu nehmen. Wovon diese Unterbrechungen in der Knochenregeneration abhängig sind, läßt sich im einzelnen Falle nicht immer mit Sicherheit feststellen. Tatsache ist jedoch, daß gar nicht so selten nach einer längeren Periode des Stillstands doch noch wieder neuer Knochen sich anbaut, und daß auf diese Weise schließlich doch noch eine spontane Heilung zustande kommt. Wie lange man im einzelnen Falle zuwarten soll, läßt sich deswegen nicht mit Sicherheit angeben. Man wird jedoch gut tun, mit dem operativen Eingriff nicht allzu sehr zu eilen. Auch aus anderen Gründen ist es zweckmäßig, keinen allzu frühen Termin für die Operation zu wählen. Voraussetzung für das Gelingen der letzteren ist nämlich, daß man absolut sicher sein muß, daß keine Entzündungs- und Infektionserreger irgendwelcher Art in dem Operationsgebiet mehr vorhanden sind. Man muß sich daher durch mehrfache genaue Kontrolle, die zweckmäßigerweise durch wiederholte Röntgenfilmaufnahmen unterstützt wird, vergewissern, daß keinerlei alte Sequester, Wurzelreste oder dergleichen in dem Narbengewebe zwischen den Bruchenden mehr vorhanden sind. Ebenso ist auf das Vorhandensein etwaiger Fistelgänge eifrig zu fahnden. Diese letzteren sind manchmal sehr schmal und fein und ihre Ausgänge können in Schleimhautfalten so versteckt liegen, daß ihre Auffindung keineswegs immer sehr leicht ist. Es muß jedoch auf das Sorgfältigste darauf geachtet werden, daß das Vorhandensein dieser Dinge sicher auszuschließen ist, denn wenn man bei der Operation auf abgestorbene Knochenstücke, auf Granulationsherde oder dergleichen stößt, oder wenn ein Fistelgang, sei er noch so fein, eine Kommunikation mit der Mundhöhle herstellt, so ist es um die Asepsis des Operationsgebietes geschehen, und man darf nicht mehr auf eine reaktionslose Einheilung des überpflanzten Knochens rechnen.

Die Operation wird man am zweckmäßigsten unter lokaler Betäubung ausführen. Eine Allgemeinnarkose bietet gerade für diese Operationen mancherlei auf der Hand liegende Nachteile.

Das Manipulieren mit der Chloroformmaske in der nächsten Nähe des Operationsgebietes, etwa eintretendes Erbrechen während oder nach dem Eingriff sind geeignet, die Asepsis in Frage zu stellen. Wir verwenden daher die Allgemeinnarkose nur dann, wenn der Kranke ungewöhnlich ängstlich und empfindlich ist. Wir sind allerdings bisher in solchen Fällen in der Lage gewesen, eine Infektion der Wunde zu vermeiden. Die Transplantation ist uns auch, wo wir Allgemeinnarkose verwendeten, bisher geglückt. Immerhin ziehen wir die lokale Narkose vor und verwenden die Leitungsanästhesie vom N. inframaxillaris und von den Bahnen der Halshautnerven aus. Wo die Leitungsanästhesie nicht ausreicht, was namentlich dann vorkommt, wenn der N. inframaxillaris abgerissen und die Narbenbildung sehr ausgedehnt ist, so kann man sie ohne Bedenken durch Infiltration der Haut und Weichteile unterstützen. Nachteile für die Heilung haben wir davon niemals gesehen. Für die Leitungsanästhesie verwenden wir eine einprozentige Novokainlösung, für die Infiltration eine halbprozentige Lösung. Auf den Zusatz von Suprarenin, der sonst allgemein benutzt und wegen seiner blutstillenden Wirkung empfohlen wird, verzichten wir, weil nach Lösung des durch das Suprarenin hervorgerufenen Gefäßkrampfes leicht parenchymatöse Blutungen eintreten, die gerade bei diesen Operationen besonders nachteilig wirken können. Die Anästhesie pflegt auch ohne den Suprareninzusatz vollständig ausreichend zu sein und für die Dauer der Operation anzuhalten.

Den Hautschnitt legt man zweckmäßigerweise so an, daß er nicht in eine Hautpartie fällt, die durch starke Narbenbildung verändert ist. Diese Forderung ist nicht immer leicht zu erfüllen, da gerade über dem Knochendefekt auch meistens ein größerer oder kleiner Defekt der Oberhaut vorhanden gewesen war, der im Laufe der Heilung durch Narbengewebe ersetzt ist. Sollte es sich um zu ausgedehnte und mit dem Knochen fest verwachsene, eingezogene Narben handeln, so tut man gut, vor der Knochenoperation die Hautnarben zu exzidieren und günstigere Verhältnisse zu schaffen. Ferner ist es zweckmäßig, den Hautschnitt so anzulegen, daß die spätere Hautnaht nicht gerade über dem eingepflanzten Knochenstück zu liegen kommt. Man führt daher den Schnitt am liebsten einige Zentimeter unterhalb des Unterkieferrandes und parallel mit demselben. Das hat den weiteren Vorteil, daß die zum Mundwinkel verlaufenden untersten Äste des Gesichtsnerven nicht in den Schnitt fallen und geschont werden (Lindemann). Von dem Hautschnitt aus präpariert man die Haut nach oben zurück, bis das ganze Gebiet des Defektes gut übersichtlich zutage liegt. Wir machen den Schnitt so lang, daß noch die beiden Bruchenden je etwa 2 cm weit freigelegt werden. Nunmehr suchen wir zuerst die Bruchenden auf, und zwar an ihrem untersten Rande, und präparieren ihre Spitzen sorgfältig aus dem umgebenden Narbengewebe frei. Mit der Freilegung braucht man nicht bis zum Zahnfortsatz hinaufzugehen, da an dieser Stelle eine Freilegung des Knochens sehr leicht eine Verletzung der Schleimhaut und damit eine Eröffnung der Mundhöhle bewirken würde. Es genügt auch vollständig, wenn man sich den eigentlichen Körper des Unterkieferknochens freilegt. Die Bruchenden selbst sind, soweit sie in den Defekt hineinragen, gewöhnlich stark atrophisch, das Periost ist zugrunde gegangen und durch Narbengewebe ersetzt. Letzteres wird soweit exstirpiert, bis man auf gesundes Periost trifft. Nunmehr wird die Knochenhaut mit dem Raspatorium etwa 1—1 $\frac{1}{2}$ cm weit zurückgeschoben, so daß eine Art Manschette aus Periost gebildet wird. Von den Knochen selber wird die atrophische Spitze mit einer schneidenden Hohlmeißelzange abgekniffen und zwar soweit, bis man auf gut erhaltenes Knochengewebe kommt, was an den reichlich blutenden Markräumen leicht zu erkennen ist. Eine weitere Vorbereitung des Knochens nehmen wir nicht vor, da wir, wie aus der weiteren Schilderung hervorgehen wird, eine eigentliche Befestigung des Implantats an den Knochen durch Zapfenbildung, oder dergleichen nicht beabsichtigen. Nun müssen noch, um ein geeignetes Bett für das zu überpflanzende Knochenstück zu bilden, die derben Narbenmassen, welche regelmäßig zwischen den Bruchenden eingelagert sind, nach Möglichkeit entfernt werden. Hierbei muß man wiederum mit der größten Vorsicht eine Verletzung der Mundschleimhaut vermeiden, und sich besonders hüten, Schleimhautfalten, die oft ziemlich tief in das Narbengewebe eingestülpt sind, anzuschneiden. Was die Blutung anbetrifft, so wird sie durch Kompression mit Gazetupfern gestillt. Nur wenn etwa ein größeres Gefäß, wie die A. maxillaris externa unter das Messer kommt, wird sie mit dünnem Catgut unterbunden. Sonst werden Ligaturen vermieden, um möglichst wenig totes Material in der Wunde zu haben (siehe Abb. 5).

Wenn auf diese Weise das Bett für das Implantat vorbereitet ist, wird die Distanz zwischen den beiden Knochenenden mittelst eines Tasterzirkels ausgemessen, um die Länge des zu überpflanzenden Knochenstücks zu bestimmen und schließlich wird die Wundhöhle mit steriler Gaze ausgestopft. Während der Zeit, wo das Knochenstück entnommen und zur Überpflanzung vorbereitet wird, wird eine leichte Kompression des Wundbettes vorgenommen, um die Blutung möglichst vollständig zu stillen.

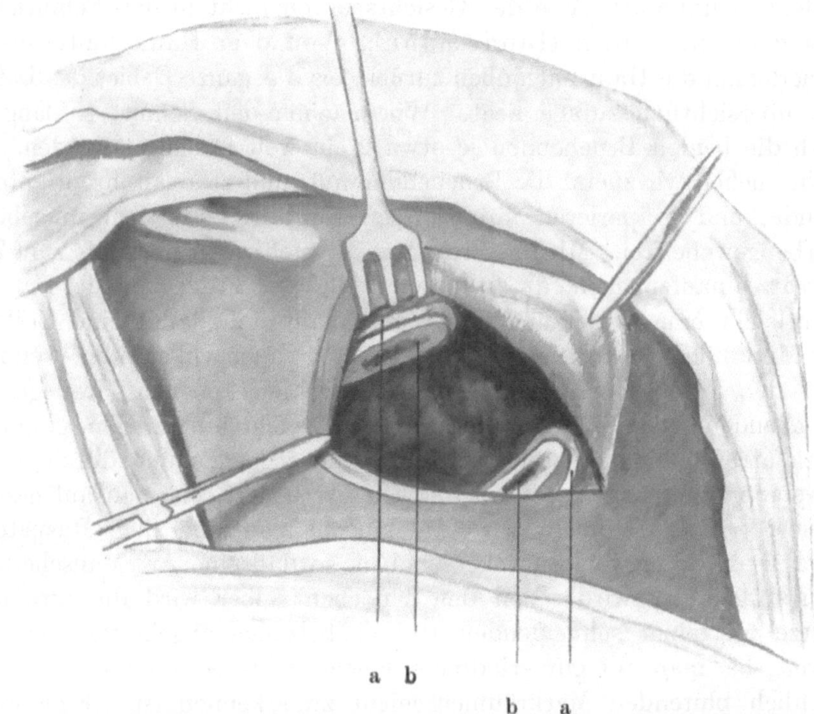

Abb. 5. a = zurückgeschobene Periostmanschette. b = eröffnete Markräume der Knochenstümpfe.

Angenommen, das Implantat solle von der Tibia entnommen werden, wird in folgender Weise verfahren: Das Operationsgebiet wird durch Infiltration mit $^1/_2^0/_0$iger Novokainlösung unempfindlich gemacht. Dabei vermeiden wir es, nach dem Vorschlage von Klapp, die Flüssigkeit direkt über dem zu entnehmenden Knochenstück einzuspritzen. Die Einspritzungen werden vielmehr um diesen Bezirk herum ausgeführt und das Eindringen der Novokainlösung in den Raum direkt über dem Knochenstück dadurch verhindert, daß an dieser Stelle ein energischer Druck mit einem Gazeballen ausgeübt wird. Den Hautschnitt führen wir so, daß ein Lappen mit der Basis an der Tibiakante gebildet wird, der um einige Zentimeter länger und breiter ist, als das zu entnehmende Knochenstück, damit beim Schluß der Wunde der Hautlappen rings herum breiter ist, als das

Loch im Knochen. Der Hautlappen wird unter möglichster Schonung der Knochenhaut zurückpräpariert, und dann wird ein Periostlappen umschnitten, der ebenfalls seine Basis an der Tibiakante hat, und der seinerseits etwa 1 cm höher und breiter ist, als das Knochenstück, damit das letztere nach seiner Entnahme rund herum einen überstehenden Rand vom Periost bekommt. Ehe wir nun zum Herausmeißeln des Knochens schreiten, wird die nötige Länge und Breite des Knochenstücks genau abgemessen, da wir großen Wert darauf legen, das Implantat direkt in sein neues Bett zwischen den Knochenbruchenden übertragen zu können,

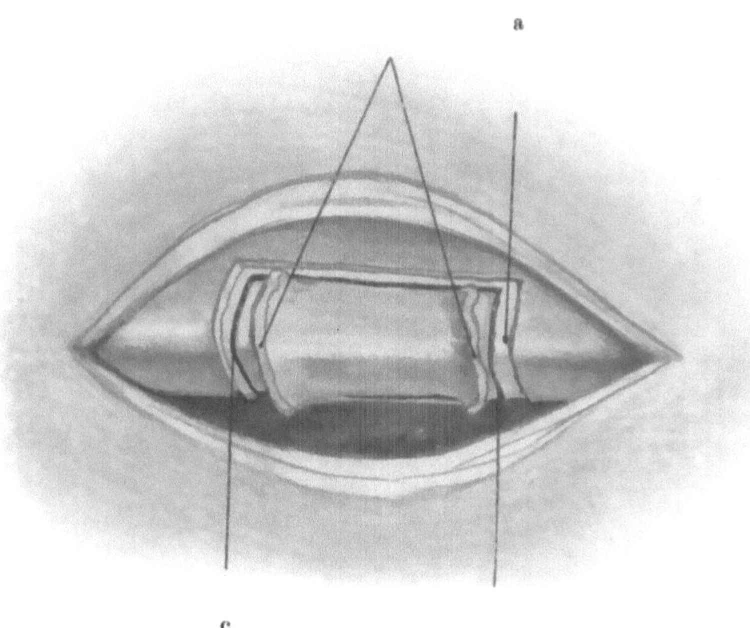

Abb. 6.   a = freigelegter Knochen.   b = zurückgeschobenes Periost.   c = Linie, in der der Knochen abgemeißelt wird.

ohne daß es nötig ist, vorher daran herumzusägen und herumzufeilen. Das Periost wird an allen Seiten genau bis an diese bestimmte Grenze zurückgeschoben und dann wird die Knochenspange losgemeißelt. Zuerst meißeln wir oben und unten die Tibiakante quer durch und verbinden dann die Enden der Querschnitte. Wir benutzen dazu einen großen sogenannten Bildhauermeißel, mit dem man mit verhältnismäßig geringer Mühe den Knochen durchmeißeln kann. Nachdem man das Knochenstück auf diese Weise aus seinen Verbindungen getrennt hat, wird es mit einer passenden Zange gefaßt und wird nun direkt zwischen die Knochenenden des Kiefers eingesetzt. Die Wunde am Schienbein wird einstweilen mit Gaze ausgestopft und komprimiert, um auch an dieser Stelle die Blutungen ohne Unterbindungen zu stillen (siehe Abb. 6).

Die Befestigung des Implantats in seinem neuen Bette nehmen wir so vor, daß zunächst durch die 4 Ecken des Periostlappens Catgutfäden gelegt werden, die man dann durch die entsprechenden Punkte der Periostmanschette der Kieferstümpfe hindurch führt und an allen 4 Ecken knotet (siehe Abb. 7). Die weitere Befestigung erfolgt dadurch, daß man die Weichteile über dem Knochen durch eine Anzahl von Catgutknopf-

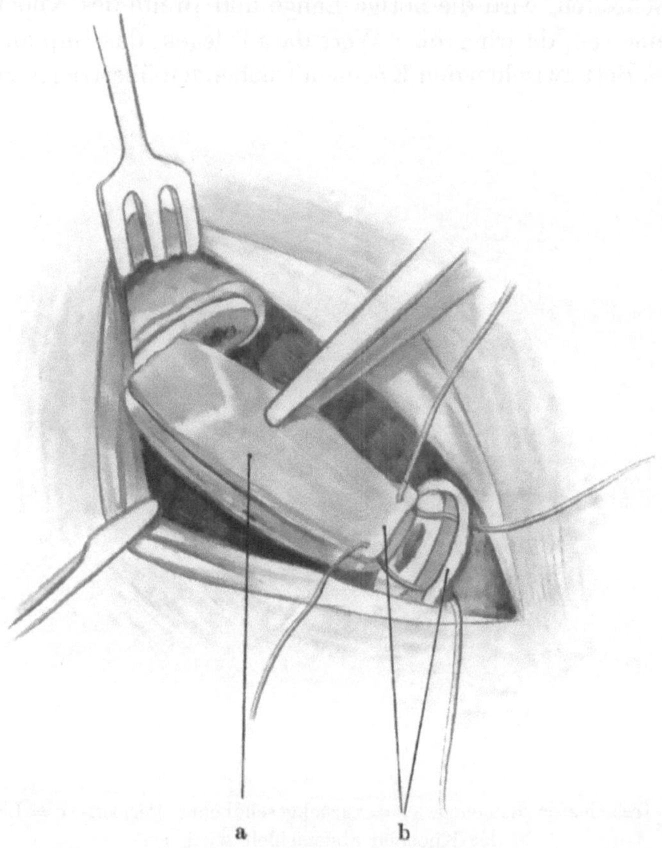

Abb. 7. a = Implantat. b = Periostlappen und Periostmanschette werden durch Catgutfäden zusammengezogen.

nähten zusammenzieht, darüber folgt die Hautnaht mit feinstem Bronzedraht.

Die meisten Chirurgen glauben, eine besondere Fixation des transplantierten Knochens mit den Kieferstümpfen nicht entbehren zu können. Von der Verwendung von Stiften, Schrauben und Bolzen ist man wohl allgemein abgekommen, auch die Befestigung vermittelst Drahtnähte hat sich nicht bewährt. Dagegen hat man neuerdings vielfach versucht, das Knochenstück zwischen den Kieferenden dadurch zu befestigen, daß man in die Kieferenden Löcher bohrt, die Enden des Implantats zapfenförmig zuspitzt und die Zapfen unter leichtem Auseinanderziehen

der Kieferenden in die gebohrten Löcher einfügte (Lindemann). Wir
haben auf diese Art der Befestigung aus zweierlei Gründen verzichtet.
Erstens glauben wir, daß es völlig ausreicht, das Implantat einfach zwischen
die Knochenenden einzulagern, wenn diese letzteren durch die innorale
Schienenbefestigung so gegeneinander fixiert sind, daß grobe Exkursionen
der Enden vermieden werden. Ist letzteres nicht der Fall, so wird man auch
durch Drahtnähte, oder durch Verzahnen der Knochenenden eine sichere
Fixation auf die Dauer nicht erreichen. Sind aber die Bruchstücke gut
fixiert, so genügen die Periost- und Weichteilnähte völlig, um das Implantat für die Dauer des Einheilens sicher in Position zu erhalten. Der
zweite Grund, weshalb wir uns mit der beschriebenen einfachen und
schnell auszuführenden Befestigung begnügen, ist der, daß wir es für sehr
wichtig halten, das Knochenstück möglichst schnell in sein neues Bett
einzuführen und es dort mit lebendem Gewebe in engen Kontakt zu bringen.
Wenn man den Knochen nach seiner Entnahme erst längere Zeit an der
Luft bearbeitet, um durch Sägen und Feilen ihm die gewünschte Form zu
geben, so besteht nicht nur die Gefahr, daß trotz aller Vorsicht die Asepsis
nicht gewahrt bleibt, sondern es ist auch unausbleiblich, daß Knochen
und Periost erkalten und an der Oberfläche eintrocknen.

Nun erscheint es uns aber ganz sicher, daß hierdurch die Gewebsschichten in ihrer Vitalität sehr erheblich geschädigt werden, und daß die
Wahrscheinlichkeit, daß sie nach ihrer Überpflanzung in ihrer Gesamtheit
am Leben bleiben und eine primäre Vereinigung mit den Gewebsschichten
des Wundbettes eingehen können, in erheblichem Grade herabgesetzt
wird. Bei unserem Verfahren, wie es oben geschildert worden ist, liegt
nur eine außerordentlich kurze Zeit zwischen der Entnahme des Knochenstücks und seiner Einfügung an der neuen Stelle. Es ist uns bisher
noch niemals passiert, daß der transplantierte Knochen wieder
herausgeeitert wäre, er ist jedesmal zur primären Einheilung
gekommen. Wir möchten glauben, daß wir es in erster Linie der ge-
schilderten Technik verdanken, wenn es uns bisher noch immer gelungen
ist, den transplantierten Knochen ohne Eiterung und ohne Fistelbildung
zur Einheilung zu bringen. Was die Nachbehandlung anbelangt, so wird
die Wunde am Kiefer mittelst eines abschließenden und leichtkompri-
mierenden Verbandes versorgt. Die Hautnähte werden vom dritten bis
zum sechsten Tage entfernt, von da ab wird ein äußerer Verband über-
flüssig. Den Unterkiefer halten wir in dem Falle, wo der Defekt im horizontalen Teile des Kiefers lag und eine sichere Brücke die Fragmente
stützt, bis zur vierten Woche fixiert, von da ab lösen wir die Fixations-
schraube und gestatten mäßige Bewegungen des Unterkiefers in sagittaler
Richtung. Nach sechs Wochen ist dann die Verheilung so weit fortge-
schritten, daß der Kiefer ohne Bedenken frei bewegt werden kann, und daß
nicht zu harte Speisen gekaut werden können. Mit der definitiven Entfernung der stützenden Schiene wird man auch in diesen leichten Fällen

gut tun, mehrere Monate lang zu warten. Lag der Defekt am Kieferwinkel oder im aufsteigenden Aste, so ist die Gefahr, daß der neu eingeheilte Knochen bei ausgiebiger Bewegung des Kiefers aus seiner Lage herausgedrückt und herausgehebelt werden könnte, größer. Wir halten deswegen den Unterkiefer bis zu einer Dauer von 6 Wochen fixiert, um erst von da ab mit leichteren Bewegungen zu beginnen.

Die Wunde am Schienbein wird, um eine Sekretverhaltung zu verhindern, mit einem schmalen Gazestreifen drainiert, der nach zwei Tagen entfernt wird. Nach sechs bis acht Tagen ist die Wunde per primam verheilt, wir lassen jedoch den Patienten bis zur dritten Woche das Bett hüten. Bis dahin ist die Knochenlücke an der Schienbeinkante wieder ausgefüllt und die Kranken können mit einem Stützverband aus Stärkegazebinden, die direkt auf die Haut aufgelegt werden, herumgehen.

War das Transplantat vom Hüftbeinkamm entnommen, so ist eine längere Bettruhe nicht unbedingt erforderlich, wir lassen die Patienten aufstehen, sobald die Wunde durch primäre Verklebung geschlossen ist. Über den Zeitraum, der erforderlich ist, bis eine feste knöcherne Verwachsung zwischen dem überpflanzten Knochen und den Kieferenden stattfindet, läßt sich sagen, daß unter günstigen Verhältnissen bei nicht zu großem Defekt und bei kräftigem, nichtatrophischem Unterkiefer schon nach etwa sechs Wochen eine ausreichende Festigung eintreten kann (siehe Tafel III, 1), daß jedoch auch unter diesen günstigen Verhältnissen etwa vier Monate vergehen, bis vollständig normale Verhältnisse wieder eingetreten sind (siehe Tafel III, 2). Bei großen Defekten, und namentlich dann, wenn eine hochgradige Inaktivitätsatrophie der Kieferenden vorhanden war, kann es sehr viel länger dauern, bis eine feste knöcherne Verwachsung eintritt. Wir mußten bei mehreren Patienten konstatieren, daß noch nach Monaten an dem einen Ende des Implantats eine knöcherne Vereinigung fehlte. Wie lange man bei einem derartigen ungünstigen Verlauf zuwarten soll und zu welchem Zeitpunkt ein etwaiger zweiter Eingriff zu unternehmen wäre, darüber lassen sich feste Regeln wohl nicht geben. Jedenfalls ist eine Konsolidation auch noch nach längerer Zeit möglich und man wird gut tun, mit einer zweiten Operation zu warten, bis durch mehrfache kontrollierende Röntgenaufnahmen festgestellt wird, daß ein weiterer Anbau von Knochengewebe nicht mehr zu erwarten ist.

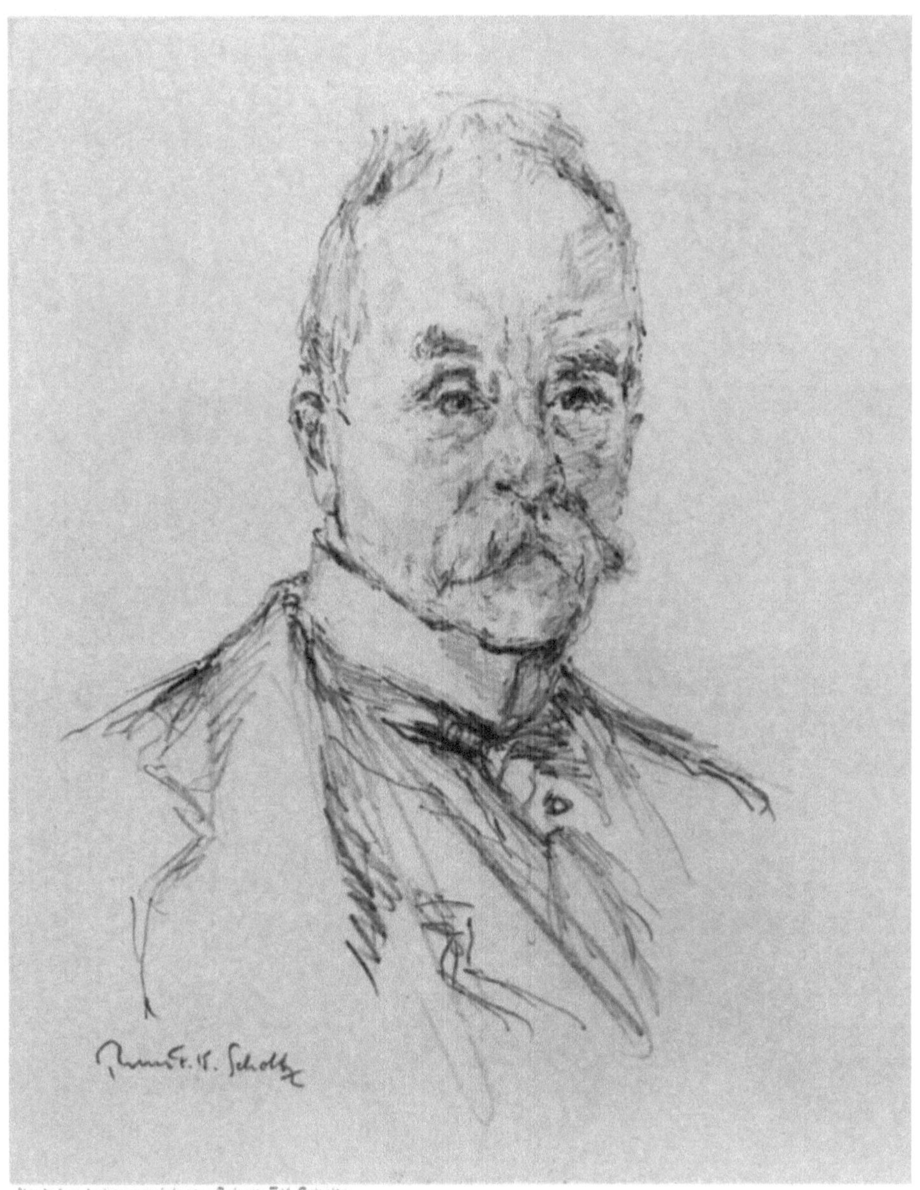

Nach dem Leben gezeichnet v. Robert F. K. Scholtz

Verlag von Julius Springer, Berlin

Allgemeines über Schienenbehandlung bei Kieferbrüchen und die Befestigung von Goldschienen unter dem losgelösten Periost mit und ohne Verwendung eines Transplantats.

Von

Prof. Dr. L. Warnekros.

Alle Zahnärzte, die als Leiter von Kieferstationen eine große Anzahl Kieferverletzter behandelt haben, können voll Stolz auf ihre Erfolge zurückblicken. Es sind nicht nur die Kiefer zusammengeheilt, sondern in den meisten Fällen wurde auch die normale Stellung der Zähne des Unterkiefers zu denen des Oberkiefers wieder erreicht.

Gerade die Erfahrungen, die uns die Orthodontie gelehrt hat, sind hierbei von großem Nutzen gewesen. Die Erfolge wurden auch mit jeder Art von Verband oder Schienung erreicht; teilweise bei Anwendung von Verbänden mit Gleitschienen und teilweise durch Verwendung einfacher nicht zusammenhängender (stabiler) Drahtverbände, die an den vorhandenen Zähnen mit Ligaturen befestigt wurden. Man erzielte diese Erfolge bei den zusammenhängenden, den stabilen Drahtverbänden dadurch, daß sie mit Kronen und Hülsen auf vorhandene Zähne aufzementiert wurden. Es haben sich aber auch die Zinnschienen und die abnehmbaren Kautschukschienen sowie die mit Guttapercha bekleideten Drahtschienen bewährt. Klagen wurden nur allgemein über im Felde angelegte provisorische Drahtverbände geäußert, bei denen es dem Zahnarzt nicht möglich war, sie zu überwachen oder gegebenen Falles zu erneuern.

Anders liegt der Fall, wenn zu entscheiden ist, welcher Verband am schnellsten eine Kaufunktion wieder gestattet, oder welcher Verband den Verwundeten in kurzer Zeit wieder dienstfähig macht; ferner, welcher Verband die geringste Belästigung für den Verwundeten verursacht. Hierbei ist natürlich zu berücksichtigen, welche Verbände der behandelnde Zahnarzt am besten anzulegen versteht.

Die Anlage eines Drahtverbandes oder einer Gleitschiene kann sehr verschieden vorgenommen werden. Während bei dem Ungeübteren die Schienung mit starken Schmerzen für den Verwundeten verbunden ist, wird der gewandte Orthodontist einen ebensolchen Verband in viel kürzerer Zeit anlegen können, ohne dem Verwundeten große Schmerzen zu verursachen. Es wäre aber zu wünschen, daß die Kieferverletzten von jedem

Zahnarzt, der die zahnärztliche Technik beherrscht, sachgemäß behandelt würden und daß die Behandlung der Kieferbrüche Allgemeingut der Zahnärzte würde.

Die nachfolgenden Ausführungen werden zeigen, wie günstig die Verhältnisse beim Unterkiefer liegen und welche einfachen Hilfsmittel oft genügen, um einen Erfolg zu erzielen. Sie werden weiterhin zeigen, daß viele komplizierte Verbände oft unnötig sind und daß ein zusammenhängender (stabiler) Verband die Kautätigkeit schon während der Heilung erlaubt. Sie werden beweisen, daß die Heilung ohne große Belästigung für den Patienten vor sich gehen kann.

Ich hoffe auch, zu erreichen, daß mancher Drahtverband früher, als sonst üblich, entfernt und durch einen abnehmbaren Verband ersetzt werden wird, sobald die gewünschte Einstellung der Bruchstücke erreicht ist. Ein klassisches Beispiel der Umwandlung seiner Ansichten gibt der bekannte Orthodontist Angle selbst. In den ersten Auflagen [1]) seines

---

[1]) Die Methoden zur Behandlung, die vom Verfasser im Laufe seiner Praxis angewandt wurden, sind in der 6. Aufl. von „Treatment of Malocclusion of the Teeth" beschrieben. Seitdem sind eine Reihe von Fällen von ihm und von anderen behandelt worden, die die

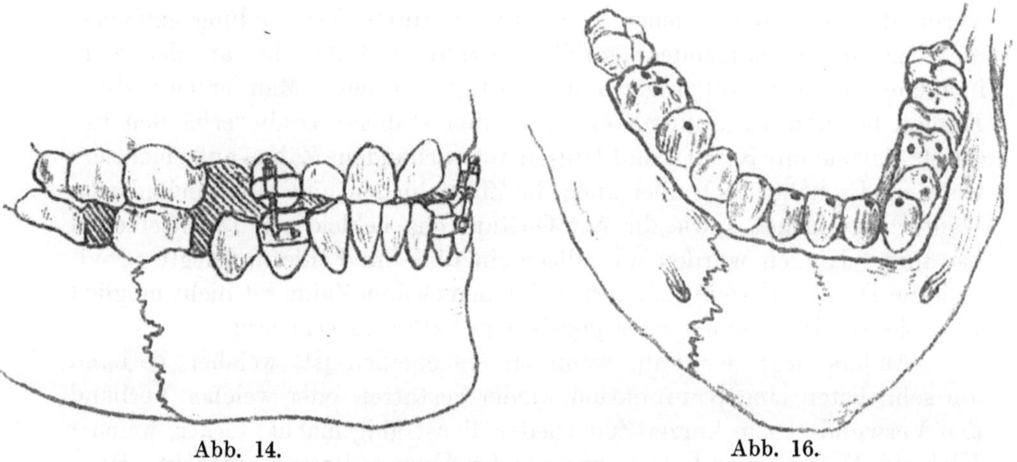

Abb. 14.   Abb. 16.

darin festgelegten Methoden mit einem gleichmäßig guten Ergebnis angewandt haben, sodaß es in ihm den Glauben an den großen Wert dieser Methoden bestärkt, was ihre Wirksamkeit, Einfachheit und Sauberkeit anbetrifft.

Eine einfache und verläßliche Führung für die Sicherstellung der Bruchenden in Apposition ist die normale Okklusion der Zähne. Wenn die Kiefer geschlossen und die Zähne in ihre natürlichen Okklusionsverhältnisse gebracht sind, muß die Folge sein, daß die Knochenenden in richtiger Lage zueinander stehen. Wenn der Unterkiefer in dieser Stellung fixiert würde, wäre er in der für den natürlichen Heilungsgang am günstigsten Lage. Die natürliche Verriegelung durch die Höcker ist höchst wirksam bei der festen Lagerung des verletzten Kiefers. Um nun die Kiefer geschlossen und die Okklusionsflächen aufeinander zu halten, haben wir nur einige der Zähne in beiden Kiefern durch geeignete Apparate, die über ihre Kronen gesetzt werden, zu verbinden. Ihre Wurzeln geben den natürlichsten und sichersten Halt, die beste Befestigung für die Bruchenden; oder, in anderen

Werkes tritt er noch dafür ein, daß bei einem einfachen Bruch sogar Unter- und Oberkiefer wochenlang gegeneinander gebunden werden, sodaß die Ernährung durch einen Schlauch, der hinter dem letzten Backenzahn durchgeführt wird, geschehen muß. Später gibt er nicht nur diesen

Worten, der nichtverletzte Kiefer wird dazu benutzt, als Schiene zu dienen, an den der verletzte fest angebunden wird mittels seiner Zahnwurzeln, die ja fest in ihm stehen. Das erreicht man dadurch, daß man die Kiefer mit Hilfe von Drahtligaturen zusammenhält. Diese werden in Achtertouren um Knöpfe gewunden, die an Bändern befestigt sind, die um geeignete gegenüberstehende oder fast gegenüberstehende Zähne befestigt werden, wie in Abb. 14 u. 15 gezeigt.

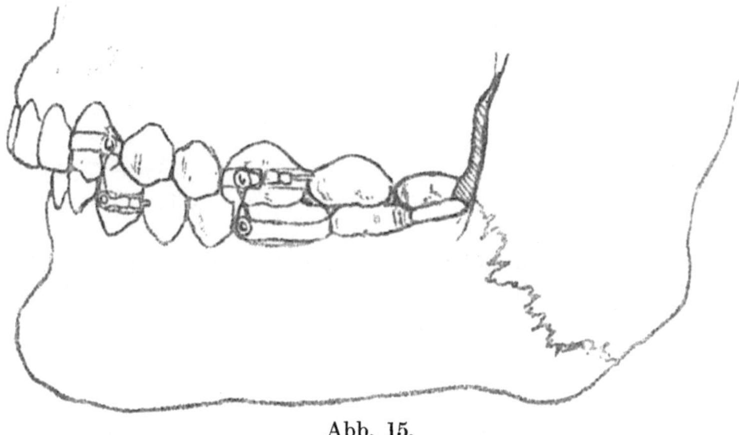

Abb. 15.

Abb. 16 zeigt eine andere Art der Fixierung von Brüchen im Bereiche der Vorderzähne, die verschiedene Vorzüge besitzt und die besonders brauchbar ist bei Fällen von kommunizierenden Fällen oder wenn mehrere Brüche dicht beieinander liegen. Der Hauptvorzug liegt darin, daß die Kiefer frei bewegt werden können, während der Bruch trotzdem gut fixiert wird; außerdem ist dieser Verband sehr sauber und kompakt. Er besteht aus einer dünnen, auf die Zahnkronen genau passend gestanzten Metallkappe, die eine genügende Anzahl von Zähnen umfassen muß, um den nötigen Halt zu geben. Das Ganze wird mit Zement eingesetzt. Kupfer, Gold, Silber, Aluminium oder Kautschuk kann benutzt werden. Ich bevorzuge Aluminium.

Bedenkt man die Einfachheit dieses Apparates und den Umstand, daß die Zahnärzte mit Zementbefestigung so wohl vertraut sind, dann ist es überraschend, daß der Wert dieser Art der Kieferbruchbehandlung nicht schon eher erkannt worden ist. Aber ich finde keine Beschreibung davon, obwohl Zahnärzte ähnliche Retentionsschienen nach Regulierungen häufig anwenden. Hullihen bediente sich 1847 einer ähnlichen Schiene, um nach einer chirurgischen Operation die Kieferteile zu halten, nahm aber Fäden zur Befestigung.

Mehrere Jahre hindurch hatte ich geglaubt, daß ich der erste gewesen sei, der diese Art der Kieferbruchschienung angewandt hat, habe aber dann erfahren, daß Sir Christopher Heath eine Schiene bei einem Kieferbruch in gleicher Weise angelegt hat, nur daß er erwärmte Guttapercha benutzte („Heath on Injuries and Diseases of the Jaw", 3d edition), und Dr. John Martindale in Minneapolis zementierte 1886 oder 1887 eine Kingsleyschiene ein, um die Kinnkappe und die anderen Verbände entbehren zu können, die ihn bei der Behandlung der Wunden im Gesicht störten.

quälenden unsachlichen Verband auf, sondern empfiehlt sogar bei Splitter-
brüchen den stabilen Verband.

In der zweiten Auflage meines „Kriegszahnarztes" habe ich die Herstellung der Kautschukschiene angegeben [1]).

[1]) Ihre Anfertigung und Anwendung: Bei einem einfachen Bruch ohne Dislokation
wird nach dem Abdruck von Stents ein Modell des Ober- und Unterkiefers angefertigt

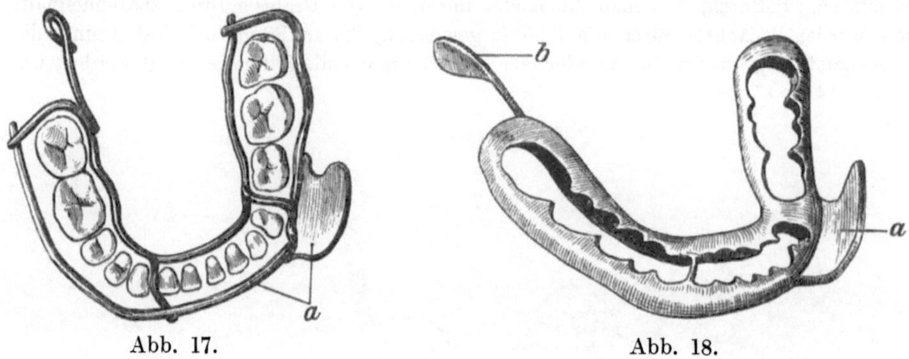

Abb. 17.   Abb. 18.

und diese auf einem Artikulator befestigt. Nun wird ein Drahtgestell gebogen. Ich gebrauche
hierzu Draht aus Viktoriametall, der, wenn er gleich nach dem Glühen in kaltem Wasser

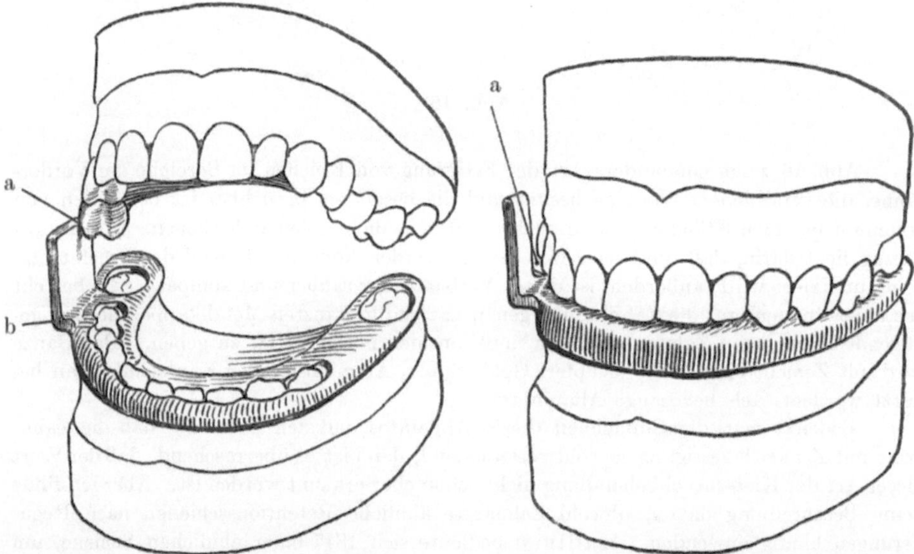

Abb. 18a.   a = der Punkt, wo die recht-
winkelige Führungsschiene(nicht schiefe Ebene)
den Unterkiefer in die richtige Lage zieht.
b = bajonettartiger Ansatz der Führungsschiene.

Abb. 18b.   a = Zwischenraum zwischen
Zahn und Schiene, der die Kaubewegungen
erlaubt.

abgeschreckt wird, nach der Bekleidung mit Kautschuk die genügende Weichheit behält,
um an hervorragenden Stellen mehrmals gebogen zu werden. Die Verbindungen zwischen
Zungen- und Lippenfläche werden in der einfachsten Weise an geeigneten Stellen, wo sie

Da meine Ausführungen in der Hauptsache die Anwendung dieser Art von Schienen berücksichtigen, ist es wohl ratsam, daß ich zuerst kurz die Einwendungen bespreche, die gegen ihre Anwendung veröffentlicht wurden.

Pfaff schreibt in Nr. 5 der „Deutschen zahnärztlichen Zeitung", Jahrgang XV:

„Die Warnekros'schen Bandschienen aus Kautschuk waren bei regelmäßiger Stellung der Zähne auch leicht anzulegen, jedoch die Schwierigkeit ihrer Anwendung wuchs mit dem Grade der unregelmäßigen Stellung und Form der Zähne sehr bedeutend, ja sie war unüberwindlich, sobald Zähne fehlten und die der Lücke benachbarten Zähne infolge Schräglagerung ein stärkeres Ausfeilen bedingten, ein Umstand, der den exakten Sitz eines solchen Apparates stark beeinträchtigte. Nach jedem Essen füllten sich die frei zutage liegenden Zwischenräume mit Speiseresten, ein Übelstand, der Mertins dazu veranlaßte, die Kautschukschiene in einen labialen und lingualen Teil zu spalten und die getrennten Stücke mit Drahtligaturen bei geschlossener Zahnreihe an den Zähnen zu befestigen oder aber bei Lücken durch kräftige Verschraubung die beiden Teile gegeneinander zu fixieren."

Es kommen drei Arten von Kautschukschienen bei der Behandlung zur Anwendung: Die erste gleicht einem unteren Zahnersatz, der nicht nur an der Zungenseite, sondern auch an der Lippen- und Wangenseite die Zähne und den Alveolarfortsatz teilweise bedeckt. Der noch vorhandene Kiefer wird also von innen und außen geschient. Bei geringer Verschiebung und in den Fällen, bei denen die Richtigstellung nach dem Abdruck des Oberkiefers leicht festzustellen ist, gelingt es häufig sofort, die Kautschukschiene passend anzufertigen. Man kann sie wie einen Zahnersatz mit kleinen Nachhilfen, die in Ausfeilen und Anbiegen der vorhandenen Klammern bestehen, dem Patienten einsetzen. Solche Schienen werden ohne Schwierigkeiten von den Patienten selbst herausgenommen, gereinigt und wieder eingesetzt. Dieser Umstand erlaubt es, daß die Patienten für längere oder kürzere Zeit keiner zahnärztlichen Hilfe bedürfen. Jeder Verwundete wäre mit einem solchen Verband transportfähig, und die Schienen könnten mit Leichtigkeit in einem ebenso

---

von Zähnen des Oberkiefers nicht getroffen werden, mit Tinol gelötet. Das Drahtgestell darf den Zähnen nicht zu dicht anliegen, um beim Einsetzen noch eine Ausfeilung des Kautschuks zu ermöglichen (s. Abb. 17). Hierauf wird das Drahtgestell mit Wachs umkleidet, und, nachdem es in einer Küvette eingegipst ist, das Wachs durch Kautschuk ersetzt (s. Abb. 18).

Bei vorhandener Dislokation wird entweder das Modell des Unterkiefers durchgesägt und nach dem Abdruck des Oberkiefers zusammengesetzt, oder die zerbrochenen Teile des Unterkiefers werden einzeln abgeformt und nachträglich zusammengesetzt.

Abb. 18a u. 18b zeigen auch die schiefe Ebene, welche in vielen Fällen nicht schief, sondern seitwärts mit einem bajonettförmigen Ansatz mehr in senkrechter Richtung als Gleitschiene Verwendung findet.

sauberen Zustande gehalten werden wie die Zahnersatzstücke unserer
Privatpatienten.

Schienen solcher Art finden sich im „Kriegszahnarzt" (Abb. 19,
20, 21, 22).

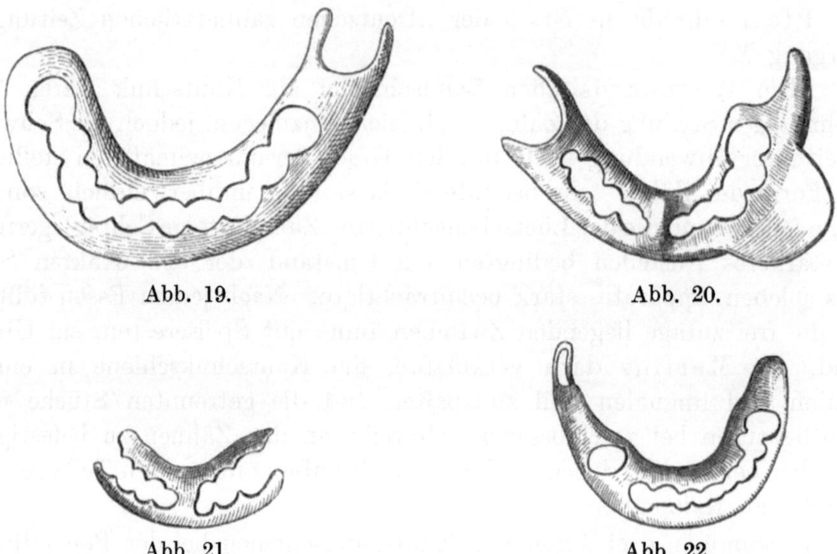

Abb. 19.   Abb. 20.

Abb. 21.   Abb. 22.

Eine zweite Kautschukschiene, ebenfalls abnehmbar, aber mit teilweiser Guttaperchaausfütterung, wird angewandt, wenn beim Einsetzen
größere Ausfeilungen vorgenommen werden mußten oder wenn vorhandene
Verschiebungen sich nicht vollständig, wie es nach dem Modell vorgesehen

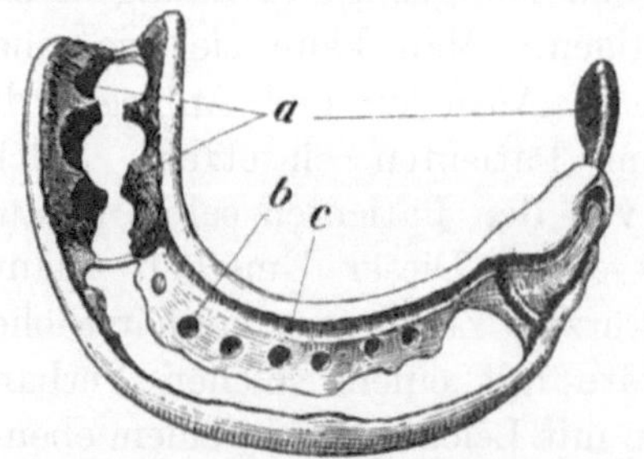

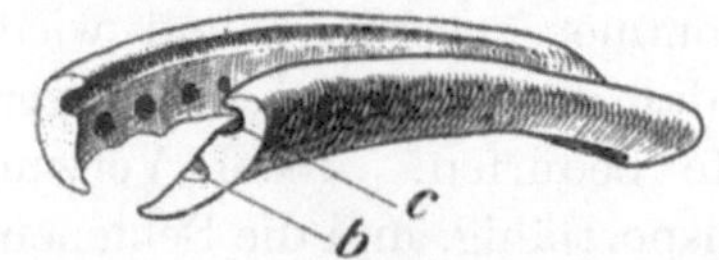

Abb. 23a.   a = Guttaperchaauskleidung.   Abb. 23b.   Querschnitt durch eine
b = Löcher und c = Rinne zum besseren   Schiene.
Haften des Guttapercha.

war, aufheben lassen. Der genaue Anschluß wird dann durch die zwischengefügte Guttaperchamasse erreicht.

Vielleicht ist es ratsam, darauf hinzuweisen, daß die Verbindung der
Guttaperchamasse mit der Schiene eine möglichst innige sein muß, damit
sie sich nicht löst. Zu diesem Zwecke werden Haftlöcher angebracht,
ebenso eine besonders sorgfältig ausgearbeitete Rinne, die längs der

Ränder um die ganze Schiene herumläuft. Die Guttaperchamasse wird dadurch wie in einem Kasten festgehalten (siehe Abb. 23).

Im „Kriegszahnarzt" findet sich auch eine Beschreibung, wie die Guttaperchaeinlagerung dazu benutzt wurde, einen genauen Abdruck zur

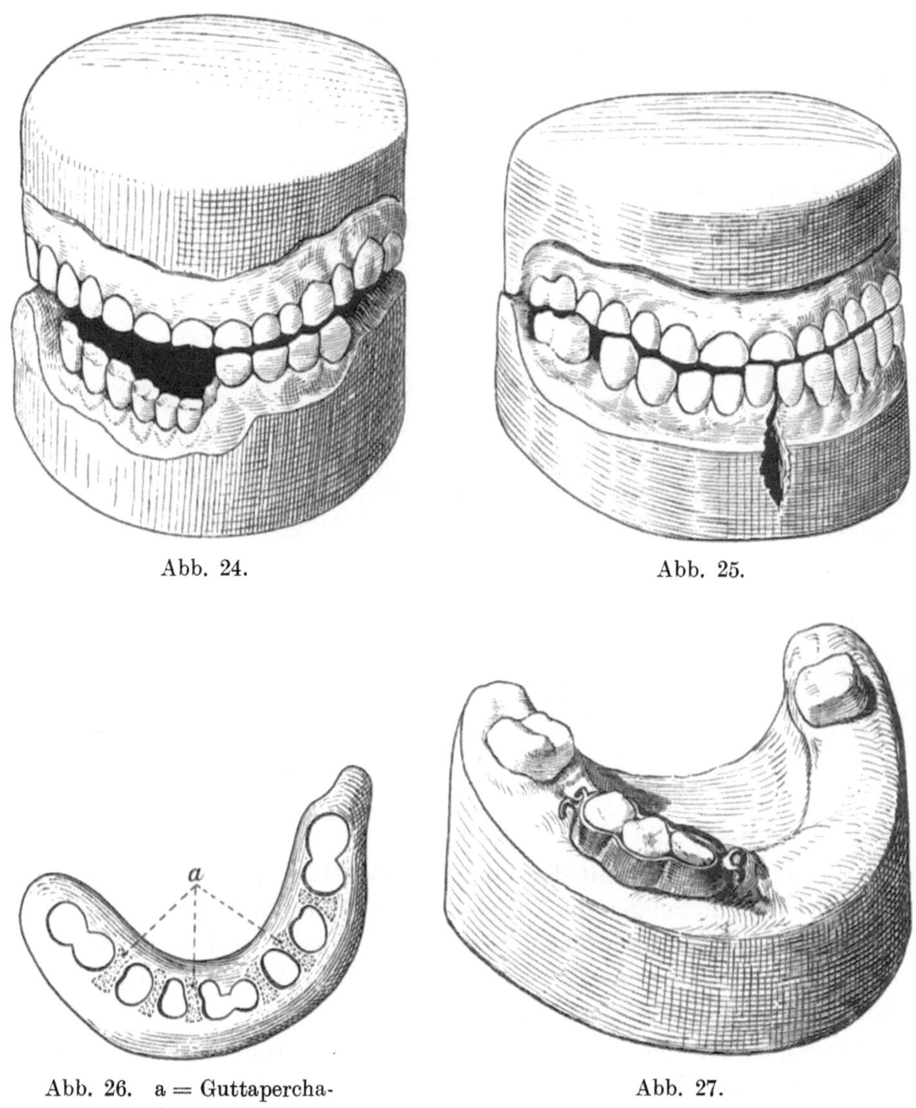

Abb. 24.   Abb. 25.

Abb. 26. a = Guttapercha-   Abb. 27.
          ausfütterung.

Anfertigung einer zweiten Schiene zu gewinnen, die dann ohne Ausfütterung die Bruchstücke sicherstellte. Es heißt dort auf S. 43: „Die Zertrümmerung des Alveolarfortsatzes verhinderte die vollständige Reposition der dislozierten Bruchstücke, und es war daher ein Einsetzen nicht ohne weiteres möglich. Die Schiene mußte vielmehr an den Seitenflächen ausgefeilt und erweitert werden; ein genauer Anschluß wurde durch Guttaperchaeinlagen erzielt und die Reposition dann durch Druck so weit wie möglich zu erreichen gesucht. Diese mit Guttapercha ausgepolsterte Schiene gab nach ihrem Erkalten uns den genauen Abdruck für die nun neu anzufertigende Kautschukschiene (Abb. 24, 25, 26), deren Einsetzen keine weiteren Schwierigkeiten bereitete. Durch inniges Nachschleifen der vorhandenen Zähne wurde die noch geringfügig bestehende Dislokation ausgeglichen.

Außerordentlich groß ist die Zahl der Fälle, wo die Guttaperchaausfütterung zum Festhalten der Bruchstücke in der gewünschten Lage benutzt wird. Schon nach kurzer Zeit tritt oft eine Verklebung ein, die stark genug ist, eine neue Verschiebung durch Muskelzug zu verhindern,

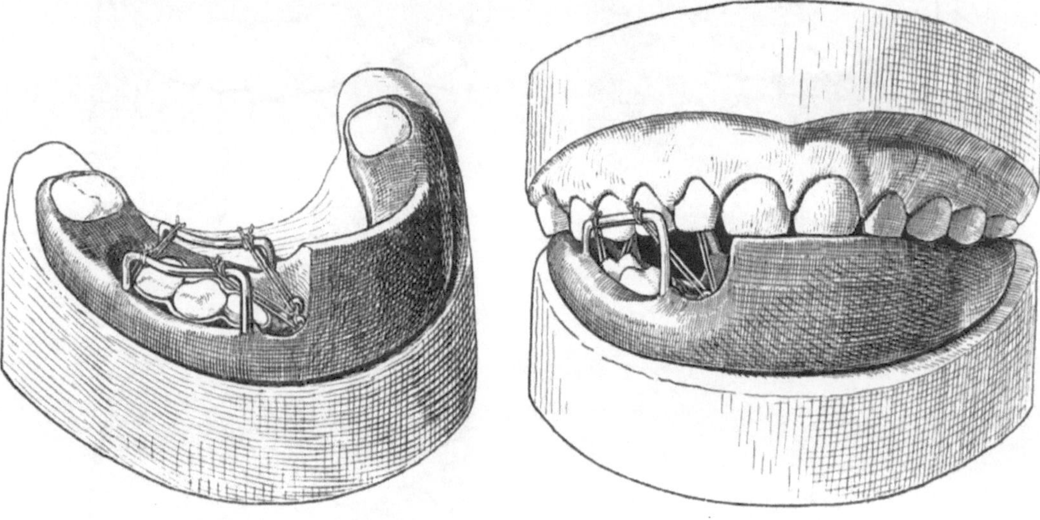

Abb. 28a.   Abb. 28b.

die es aber noch erlaubt, mit den verschiedenen Hilfsmitteln etwaige noch bestehende Verschiebungen der Bruchstücke (Dislokationen) zu verbessern oder zu beseitigen. Abbildungen 27, 28 geben den Beweis, daß man mit der Kautschukschiene imstande ist, auch starke Verlagerungen in der Vertikalen und Horizontalen aufzuheben.

Die Klebkraft der Guttaperchamasse ist so groß, daß nach ihrem Erkalten selbst lose Zähne und Bruchstücke, die keine Aussicht auf Heilung vermuten ließen, durch diese absolute Feststellung zur Einheilung gelangten (siehe Abb. 29, 30).

Dadurch, daß die Guttaperchaausfütterung sämtliche Interdentalräume und Zahnlücken ausfüllt, wird das Festsitzen der Kautschukschiene nach dem Erhärten erhöht.

Wenn ein starker Muskelzug zu überwinden ist, wie er namentlich bei doppelten Brüchen des Unterkieferkörpers vorkommt, wo die Wirkung

der sämtlichen Muskeln des Mundhöhlenbodens sich geltend macht, so
hat sich eine Befestigung der Schiene mit verschiedenen Hilfsmitteln als
nötig herausgestellt; und zwar bindet man die Schiene, nachdem sie
mit Löchern versehen ist, mit Seidenfäden an den Zähnen fest, oder es
werden die Zähne mit aufzementierten Ringen oder Kronen versehen, die
durch ihre Form oder durch zu diesem Zweck angelötete Vorsprünge ein
Hinübergleiten der Kautschukschiene nach dem Erhärten der Guttaperchamasse verhindern.

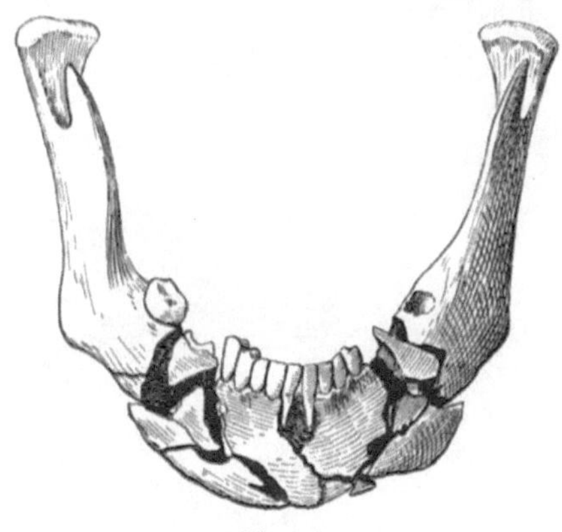

Abb. 29.

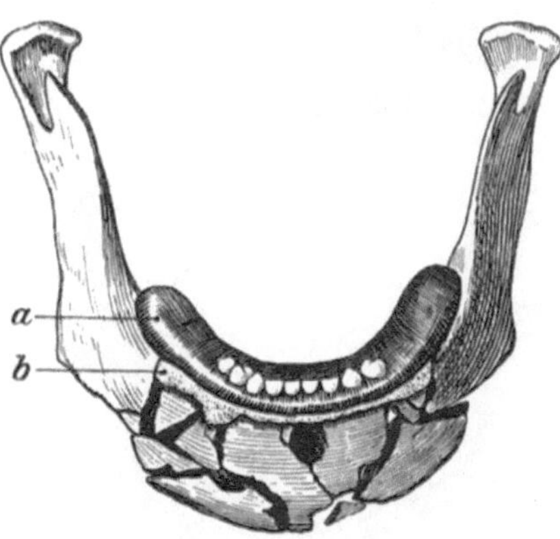

Abb. 30.   a = Kautschukschiene.
b = Guttapercha die Bruchstücke
und Splitter fixierend.

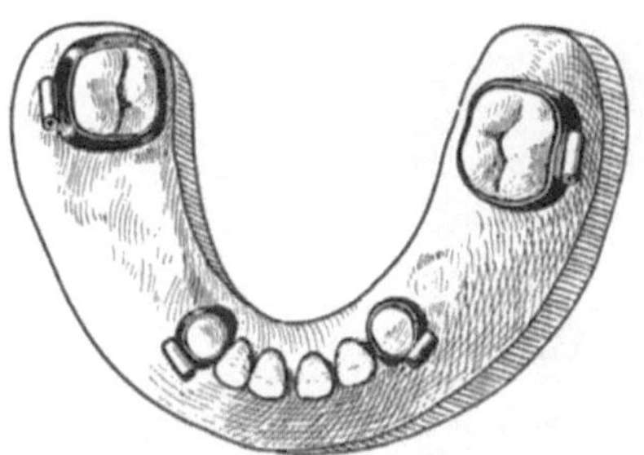

Abb. 31.

Abb. 31 zeigt die Befestigung an den Zähnen.

Diese so angefertigten Schienen haben den Vorteil, daß der Verletzte in kürzester Zeit einen zusammenhängenden (stabilen) Verband er-
hält, der, wie Riechelmann es bei den aufzementierten Metallverbänden
hervorhebt, „einen festeren Halt gewährt, als es je durch Ligaturen zu erreichen ist". Wie später beschriebene Fälle noch beweisen werden, kann
man selbst lose Zähne, von denen man weiß, daß sie früher oder später
als Sequester abgehen werden, und die niemals mit Ligaturen hätten angebunden werden können, als gute Stützpunkte verwenden. Es wird dadurch nicht nur eine Verlagerung verhindert, sondern auch eine Neubildung
in der ursprünglichen Form begünstigt (Abb. 33).

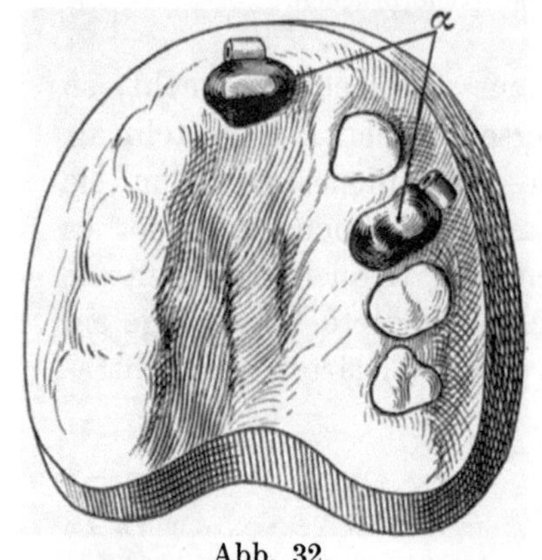

Abb. 32.

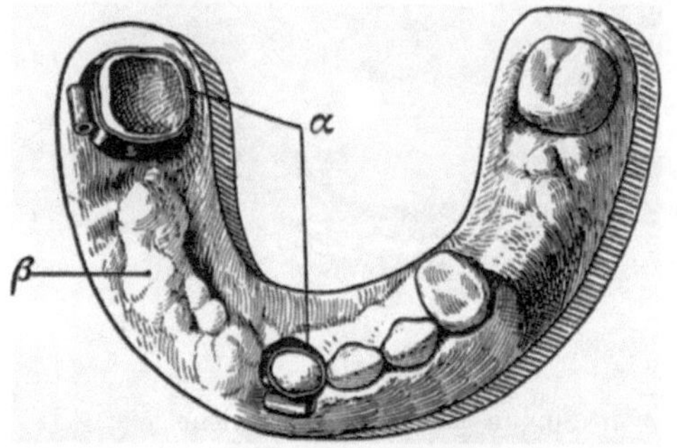

Abb. 33a. α = Ringe mit Widerlager für die Schiene. β = Zahnfleischwucherungen.

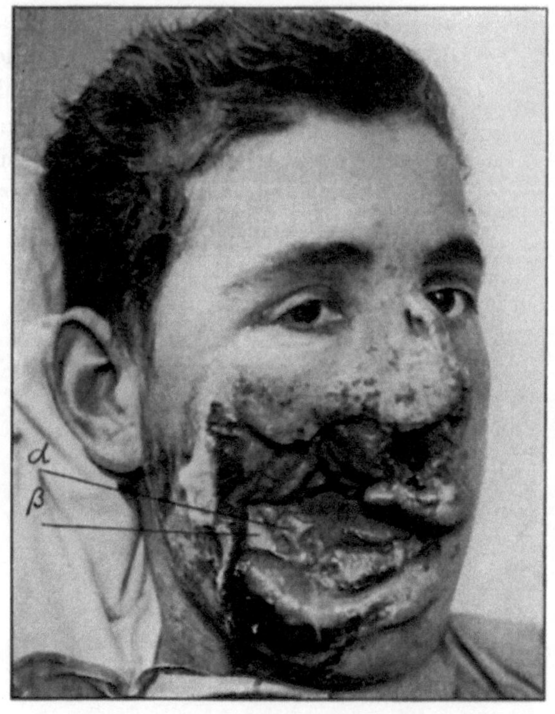

Abb. 33 b. α = freiliegender großer Molar.

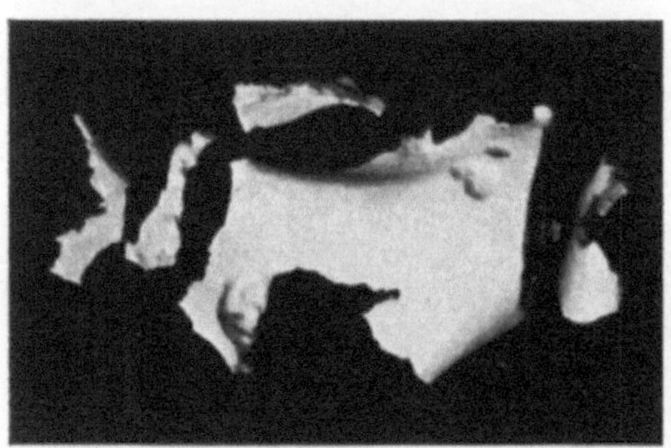

Abb. 33 c.

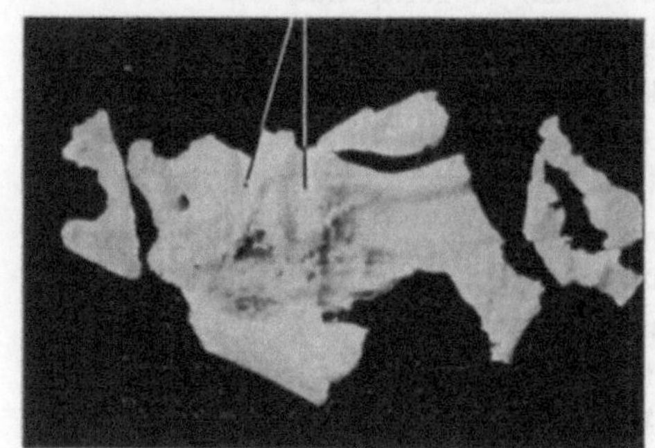

Abb. 33 d. α = äußere Hälfte der Alveolen des großen Molar, der noch als guter Stützpfeiler für die Schiene diente.

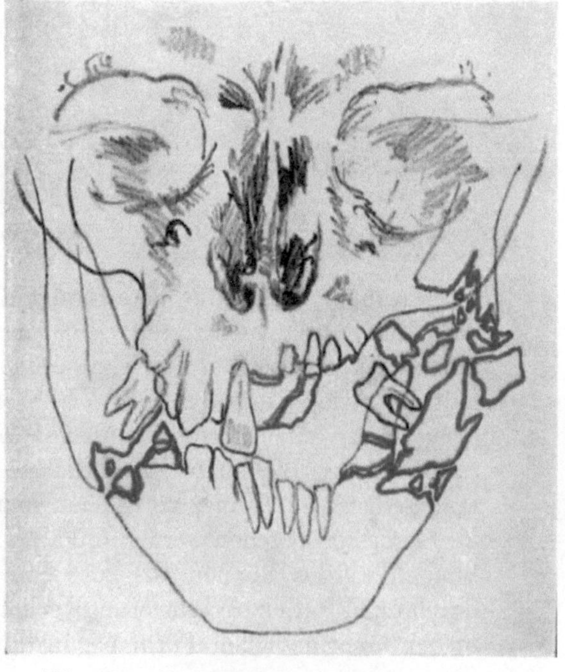

Abb. 33 e. Durchschlagszeichnung des Röntgenbildes. Tafel IV.

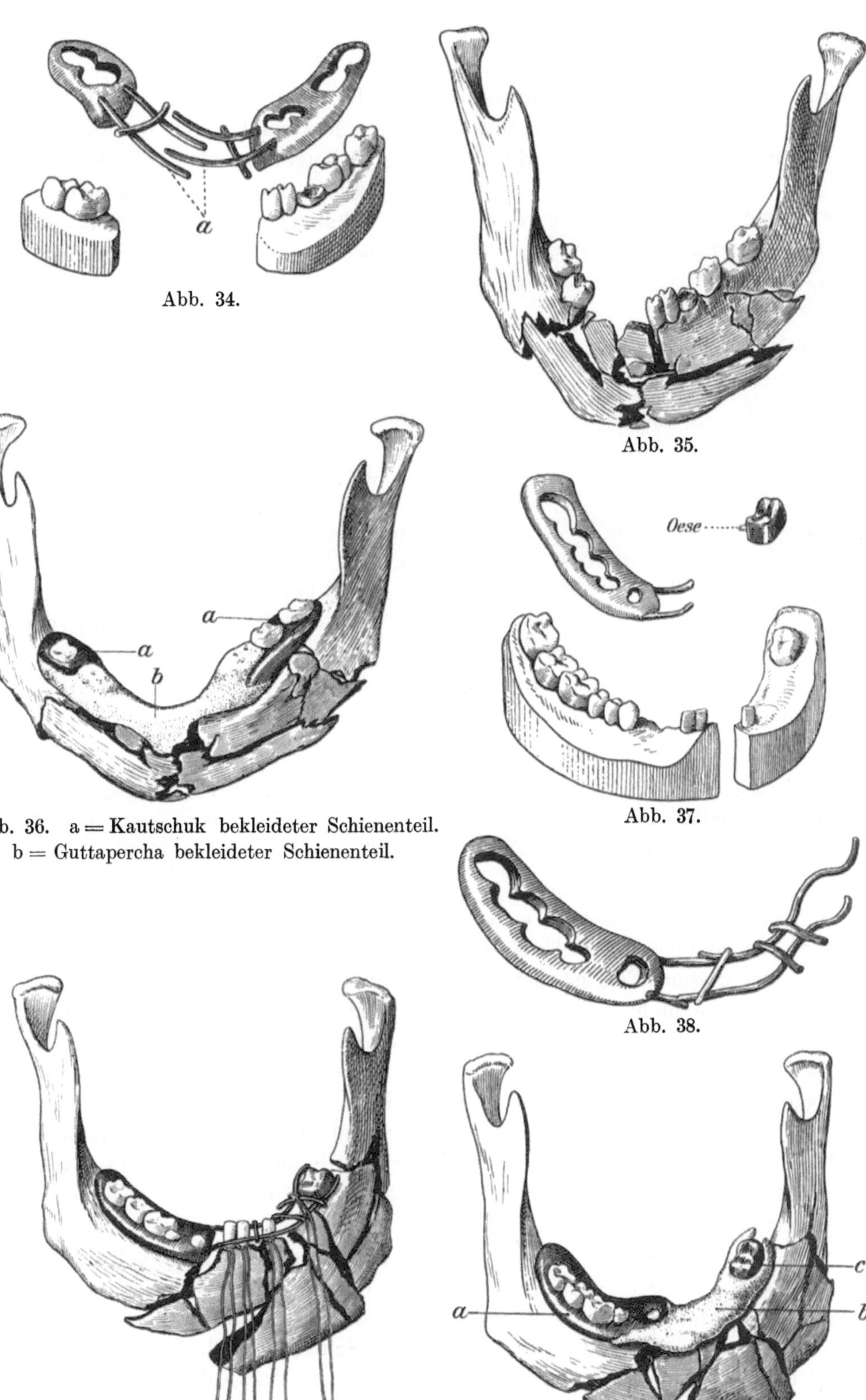

Abb. 34.

Abb. 35.

Abb. 37.

Abb. 36. a = Kautschuk bekleideter Schienenteil.
b = Guttapercha bekleideter Schienenteil.

Abb. 38.

Abb. 39.

Abb. 40.

3*

Im „Kriegszahnarzt" sind nun auch Fälle erwähnt, bei denen der eine Teil des Drahtgestells mit Kautschuk, der andere nur mit Guttapercha bekleidet ist, nachdem das Drahtgestell, den Verhältnissen des Mundes entsprechend, gebogen oder durch Lötung verlängert wurde (Abb. 34—40).

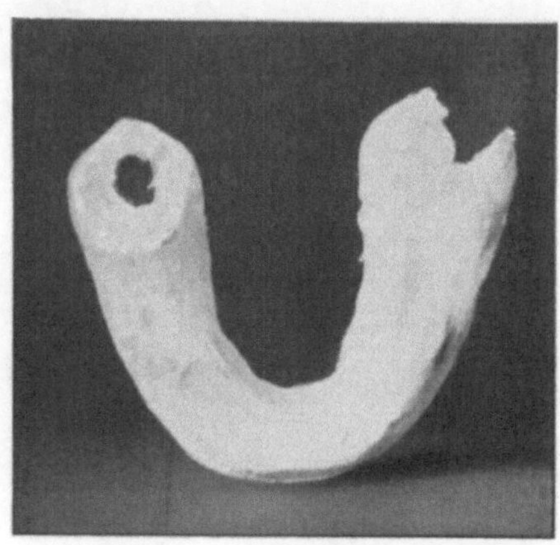

Abb. 41 zeigt ein nur mit Guttapercha bekleidetes Drahtgestell, das am Tage der Einlieferung in wenigen Stunden angefertigt wurde.

Ohne die geringste Belästigung konnte der Verwundete sofort Nahrung, auch in festerer Form, zu sich nehmen, und die Heilung wurde mit dieser Schiene erzielt.

Als ein Nachteil der Kautschukschiene wird oft das schwierige Reinhalten des Mundes hervorgehoben; man legt ihr auch den starken Mundgeruch zur Last. Bei vielen Verletzten wird nun allerdings im Anfang ein

Abb. 41.   Guttaperchaschiene.

sehr starker Mundgeruch wahrgenommen, der erst in einigen Wochen verschwindet, aber dieser ist durch die bestehende Eiterung bedingt, ganz unabhängig von der Art der Schienung.

Loos erwähnt einen Fall und schreibt:

Vizewachtmeister Schm.   Bruch des Unterkiefers zwischen dem herausgeschlagenen 1. und 2. Molar links.   Am 29. VI. 1915 Schienung mit Kautschukschiene im Reservelazarett; anfangs Juli wird diese durch Bügelverband ersetzt.   Nach Anlegen desselben wird mit Befriedigung festgestellt, daß der auch den Eltern vorher unangenehm aufgefallene Mundgeruch, der trotz fleißiger Mundpflege nicht habe beseitigt werden können, verschwunden sei.   Kaufähigkeit mit Bügel gut, hartes Fleisch kann noch nicht gekaut werden.   Festigkeitsgefühl mit Drahtschiene anfangs geringer, nach einigen Tagen besser.

Bei diesem Fall ist der Mundgeruch entweder auf die Verletzung oder auf eine nicht richtige Versorgung der Kautschukschiene zurückzuführen. Wie mir berichtet wurde, ist hier die Rede von einem Fall, der in einem Reservelazarett nur einen Tag lang behandelt werden konnte. Am zweiten Tage wurde der Patient nach Frankfurt a. M. gebracht. Wäre er in Behandlung des ersten Kollegen geblieben, so hätte ihm dieser in den folgenden Tagen eine zweite abnehmbare Schiene ohne Guttaperchaausfütterung gemacht oder aber die Guttaperchaausfütterung regelmäßig erneuert.

Das Sauberhalten der abnehmbaren Schiene ist nicht schwieriger als das Reinhalten eines Zahnersatzes. Bei der mit Guttapercha festgesetzten Schiene sind alle Lücken ausgefüllt, und auch die Schiene selbst bietet für Sekrete und Speisereste keine Schlupfwinkel. Für die Reinhaltung kommt hier der ausgiebige Gebrauch bei der Nahrungsaufnahme zugute; außerdem hat der Verwundete die Möglichkeit, neben reichlichen Spülungen mit Lösungen von Wasserstoffsuperoxyd die Zahnbürste zu gebrauchen.

Wendet man aber die Guttaperchaausfütterung an, so muß diese von Zeit zu Zeit erneuert werden. Hierbei hat man Gelegenheit zu beobachten, daß durch den zusammenhängenden (stabilen) Verband der Muskelzug, der bestrebt gewesen war, die Bruchstücke zu dislozieren, schon nach kurzer Zeit überwunden ist. Man bemerkt, wenn die Schiene herausgenommen wird, keine Neigung zur Verschiebung. Das Wiedereinsetzen bietet, nachdem neue Guttapercha aufgetragen worden ist, keine Schwierigkeiten.

Wenn auch bei dem jetzigen Mangel an Guttapercha die Ausfütterung, wie ich es in Friedenszeiten z. B. bei einem dreijährigen Knaben getan habe, nicht täglich erneuert werden kann, so muß sie doch jedenfalls von Zeit zu Zeit erneuert werden, besonders wenn übler Mundgeruch auf sie zurückgeführt wird.

Bei diesem eben erwähnten Kinde, das durch Überfahren einen schweren Kieferbruch erlitten hatte, und bei dem die gelockerten Milchzähne und der geringe Alveolarfortsatz keinen Halt für eine gute Schienung mit Ligaturen boten, erneuerte ich die Guttaperchamasse täglich, um ihre Klebkraft auszunutzen.

Bei einem anderen Kinde (vergleiche Kriegszahnarzt Seite 52) unterstützte ich die Klebkraft der Guttapercha mechanisch durch zwei Federn, die an einer Obernkieferplatte befestigt waren (siehe Abb. 43, 44).

Eine gute Guttaperchamasse befestigt die Schiene erstens mechanisch dadurch, daß sie in die keilförmigen Zwischenräume zwischen den Zähnen eindringt und nach dem Erstarren in dieser Form bleibt und zweitens durch die Klebkraft, die so groß ist, daß sie selbst an der Schleimhaut, die man vor dem Einsetzen etwas abtupft und trocknet, festhaftet.

Soll eine so befestigte Schiene entfernt werden, so muß der Patient den Mund mit möglichst heißem Wasser spülen, bis die Masse genügend erweicht ist.

Sehr zu bedauern ist, daß die Guttaperchamasse, die für unsere Zwecke am geeignetsten war, nicht mehr im Handel zu haben ist. Es wurde früher hauptsächlich die unter dem Namen „alte Ash'sche Guttapercha" bekannte Masse gebraucht. Diese war nicht elastisch, sondern hart und sehr brüchig; sie wurde bei geringer Erwärmung über der Flamme leicht flüssig und unter Eiskühlung sehr bald hart. Diese schnelle Erhärtung bietet einen großen Vorteil für ihre Anwendung gegenüber der gebräuchlichen schwarzen Guttaperchamasse, die wohl ebenso leicht flüssig wird, aber zu langsam erstarrt. Aus den späteren Krankenberichten wird man ersehen, daß man sich trotzdem im Notfalle dieser Masse bedienen kann. Nur ist es nötig, die mit schwarzer Guttapercha ausgepolsterte Schiene vor dem Einsetzen durch Eispackungen zu erhärten und nur die Oberfläche der Guttaperchamasse zu erwärmen.

Als Ersatz fertigten die Firmen Ash und auch Bachrach u. Co. Präparate an, die zwar manche Eigenschaften der alten Masse hatten, wenn sie auch ihre Güte nicht voll erreichten.

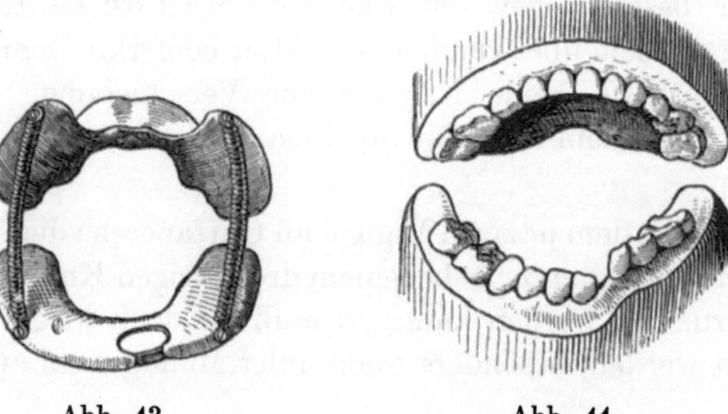

Abb. 43.   Abb. 44.

Nach der Analyse von Dr. Marckwald und Dr. Frank haben die beiden von uns gebrauchten Guttaperchapräparate folgende Zusammensetzung:

	Original	Ersatz
Schwefelzink . .	56,2 %	52,7 %
Zinnober	1,9 %	2,5 %
Kreide	—	2,0 %
Schwerspat	—	2,2 %
Guttasubstanz . .	20,4 %	10,7 %
Harz	2,15 %	29,4 %
	100,0 %	100,0 %

Zusammensetzung der verwendeten Guttapercha:

	Original	Ersatz
Guttasubstanz . .	48,7 %	26,95 %
Harz	51,3 %	73,05 %
	100,0 %	100,0 %

Verhalten der Produkte beim Erwärmen:

	Original	Ersatz
50° C	stark erweicht	—
55° ,,	—	erweicht
60° ,,	völlig deformiert	—
65° ,,	abfließend	—
75° ,,	—	beginnt zu deformieren
90° ,,	—	noch nicht völlig deformiert.

Neben sehr vielen beachtenswerten extra-intraoralen Verbänden sind zahlreiche Verbände angewandt worden, die nicht nur ihren Zweck nicht erfüllten, sondern auch eine Qual für den Verwundeten wurden. Es ist nur zu bedauern, wenn sogar von zahnärztlicher Seite, so von Herrn C. Fritsch, wieder auf die Anwendung des alten Hausmann'schen Extensionsverbandes hingewiesen wird [1]) (Abb. 45).

Schon im Jahre 1901 habe ich mich über die Unzweckmäßigkeit dieses Verbandes folgendermaßen geäußert:

„Und wiederum nur bei solcher Geringschätzung der zahnärztlichen Unterstützung konnte Hausmann (wie Seelhorst berichtet), die bei anderen Brüchen bewährte Extensionsmethode auch für Unterkieferbrüche verwenden. Seelhorst bezeichnet es zwar als eine Merkwürdigkeit, daß die in der 8—10 Tage langen Zeit der Extensions-

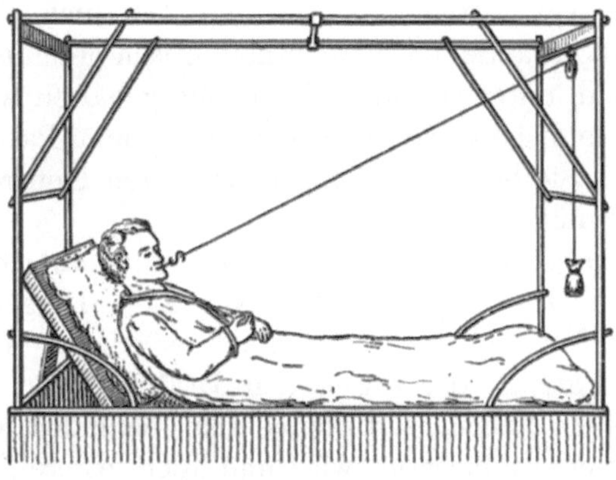

Abb. 45.

wirkung nötige Bettruhe, sowie der Druck und Zug des an den Schneidezähnen des Unterkiefers befestigten und mit einem Gewicht über eine Rolle bis zur unteren Bettkante laufenden Fadens nur wenig unangenehm von den Patienten empfunden wird; ich stehe jedoch nicht an, die Anwendung dieser Methode mit Lesser als eine unnütze Quälerei zu bezeichnen.“

---

[1]) Mit dem Ausbau der rein intraoralen Verbände traten natürlich die extra-intraoralen Verbände in den Hintergrund, obwohl wir immer wieder noch Verbesserungen, wie der Bleichsteiner'sche und Lohmann-Witzel'sche Apparat zeigen, ja selbst auch ganz neue Ideen, wie beispielsweise den Hausmann'schen Extensionsverband vorfinden.

Letzterer, bei dem in Art der chirurgischen Extensionsverbände mittels eines über eine Rolle laufenden Gewichts der nach hinten verlagerte Kiefer nach vorne gezogen werden kann, leistet zweifelsohne bei schweren Frakturen des Unterkiefers, bei denen durch das Zurücksinken der Zunge eine Erstickungsgefahr vorliegt, gute Dienste. (Aus: „Deutsche Monatsschrift für Zahnheilkunde“. Jahrg. 33, Heft 12. — C. Fritsch: „Extra-intraorale Verbände“.)

Ich hoffe, daß die nachfolgenden Ausführungen dazu beitragen werden, daß die Anwendung der extra-intraoralen Verbände auf ein bedeutend geringeres Maß zurückgeführt und durch eine humanere Behandlungsweise ersetzt wird. Bei Behandlung von über 600 Fällen, unter denen sich auch Verletzungen schwerster Art des Unter- und Oberkiefers befinden, habe ich nur zweimal und auch nur vorübergehend einen extra-intraoralen Verband angewandt.

Meine Ausführungen sollen auch dazu beitragen, zu beweisen, daß jeder Zahnarzt, der die Kautschuktechnik beherrscht, imstande ist, allen Kieferverletzten eine gute Hilfe zuteil werden zu lassen.

Selbst wenn man diese Verbände nur provisorisch anwendete, würden sie sich immer mehr Eingang verschaffen; denn der behandelnde Zahnarzt würde bald erfahren, daß er mit diesem einfachen Hilfsmittel einen vollen Erfolg erzielen kann. Während sich die provisorischen Drahtverbände, die im Felde angelegt waren, zum größten Teil nicht bewährt haben, sondern nur Drahtverbände, die von orthodontisch geschulten Zahnärzten angelegt waren und unter ständiger Kontrolle gehalten werden konnten, erlauben die von mir beschriebenen Verbände dem Patienten eine viel freiere Bewegung. Sie bedürfen weniger der steten Kontrolle und ermöglichen bald eine genügende Ernährung.

Andererseits aber können diese stabilen mit Kautschuk bekleideten Schienen auch die Drahtverbände, die vor allen Dingen eine normale Zahnstellung bewirken sollen, vollkommen ersetzen. Dies bietet den Vorteil, daß der Patient, der durch den Drahtverband und durch die Gleitschiene in seiner Nahrungsaufnahme sehr behindert war, durch den einfachen Ersatz weniger belästigt wird und auch festere Nahrung zu sich nehmen kann.

Es ergibt sich aus der Veröffentlichung von Loos ganz offensichtlich, daß er die Kautschuckschiene auch in ihrer einfachsten Form weder herzustellen noch zu behandeln recht imstande ist; daß er, um seine Methode zu rechtfertigen, Behauptungen aufstellt, die eine mangelhafte Kenntnis der einschlägigen Literatur verraten.

Gerade das Gegenteil seiner Behauptungen dürfte zutreffen, wenn er schreibt (Beiträge zur klinischen Chirurgie, Bd. 98, Heft 1, S. 79): „Während bei Kontinuitätstrennungen außerhalb der Zahnreihen die Schienentechnik vollständig versagte, sind die Schwierigkeiten mit Einführung der Schröder'schen Gleitebene, die sich in so glücklich einfacher Weise mit den Bügeln verbinden läßt, vollständig behoben. Bei diesen Brüchen sah man sich früher auf die Knochennaht angewiesen, die eher als ein Crux betrachtet werden mußte." Denn eben in diesem Punkte tritt sein Irrtum klar zutage. Gerade bei Kontinuitätstrennungen außerhalb der Zahnreihe wird sich auch in Zukunft die Schienentechnik in derselben Weise bewähren, so wie sie bisher allseitig die größte Anerkennung gefunden hat.

Man hat nicht nur die abnehmbaren Verbände selbst, die sich seit langer Zeit in zahlreichen Fällen bestens bewährten, sondern mit ihnen gleichzeitig auch die jetzt in der verschiedensten Form so gern angewandte Pelotte eingeführt. Die diesbezüglichen Veröffentlichungen konnte Herr Loos bereits in den Berichten der Berl. med. Ges. v. J. 1900 nachlesen. Sie sind später in verschiedenen Zeitschriften und in beiden Auflagen des „Kriegszahnarztes" veröffentlicht. Sie sind im folgenden wiedergegeben: Der Patient G. erlitt durch den Schlag der Deichselstange eines zurückgeschobenen Ackerwagens am 27. April 1899 einen Bruch des aufsteigenden Astes des Unterkiefers. Er war durch den behandelnden Arzt zuerst einem Zahnarzt und dann unserem zahnärztlichen Institute überwiesen worden. Mein Assistent war geneigt, den Patienten einer chirurgischen Klinik zuzuführen, um so mehr, als die Lehrbücher die Brüche des aufsteigenden Astes als nicht geeignet für zahnärztliche Hilfe bezeichnen. Ich selbst war jedoch von der Einfachheit der Kautschukverbände und der durch sie verbürgten humanen Behandlung der Patienten so überzeugt, daß ich bestimmte, wenigstens einen Versuch mit der Interdentalschiene zu wagen.

Die Aufgabe war natürlich eine andere als bei der Heilung der Frakturen des Kieferkörpers. Dort werden die beiden frakturierten Teile auf zwei Seiten von der Schiene umgeben und festgehalten. Hier war es ja aber unmöglich, den aufsteigenden Ast in dieser Weise von beiden Seiten zu umfassen. Und doch gelang die Heilung in vollkommenster Weise.

Wie ich nämlich bei der Untersuchung bemerkte, bestand die Dislokation, welche der Musculus pterygoideus externus zustande brachte, darin, daß der Teil mit den beiden Fortsätzen nach innen gezogen wurde (s. Abb. 46a). Ein leichter Druck mit den Fingern genügte, um den Gelenkfortsatz in die Gelenkgrube zurückzudrücken. Ich ließ nun an der Schiene, die die Zähne umgab, einen Golddraht hervorragen, der mit Guttapercha umkleidet wurde, damit er die Schleimhaut des Mundes nicht verletze (s. Abb. 46b). Diese Verlängerung der Schiene an der lingualen Fläche genügte, um die einseitige Muskelwirkung zu paralysieren. Sie gestattete ferner dem Patienten den vorsichtigen Gebrauch seines Kauapparates und hinderte ihn nicht am Sprechen. Da die Befestigung nur an einem Teil des frakturierten Kiefers stattfand, trug ich kein Bedenken den Verband behufs Reinigung schon am dritten Tage für kurze Zeit zu entfernen. Ohne daß der Patient den Kiefer bewegen durfte, wurde die Ausspritzung der Mundhöhle mit großer Sorgfalt vorgenommen, das Zahnfleisch mit Watte abgetupft und die Schiene wieder eingesetzt. Hierbei ließ sich keine Verschiebung des Bruches feststellen; der Musculus pterygoideus hatte den Gelenkfortsatz nicht aus der Gelenkgrube gezogen. In derselben Weise wurde die Reinigung täglich, bald von dem Patienten selbst, vorgenommen. Damit waren abnehmbare Kieferverbände erfunden und eine ideale Heilungsmethode der Brüche erreicht.

     Gewiß erschien es gewagt, auch bei solchen Brüchen, bei denen beide frakturierten Teile von der Schiene umfaßt wurden, diese schon am dritten Tage zu lösen und zwecks Reinigung aus dem Munde zu entfernen. Und doch habe ich, wie die folgenden Fälle veranschaulichen werden, ausgezeichnete Erfolge dabei erzielt. Der Unterkiefer bietet ja diesem Verfahren selbst Unterstützung, da er jede Übersicht gestattet und nicht, wie die meisten anderen Knochen, mit Muskeln bedeckt ist. Die Schiene stellt bei ihrem Einsetzen immer die gewünschte Lage sicher, und das Enthalten der Kau- und Sprechbewegungen während der kurzen Zeit der Reinigung der Mundhöhle und der Apparate verhindert eine

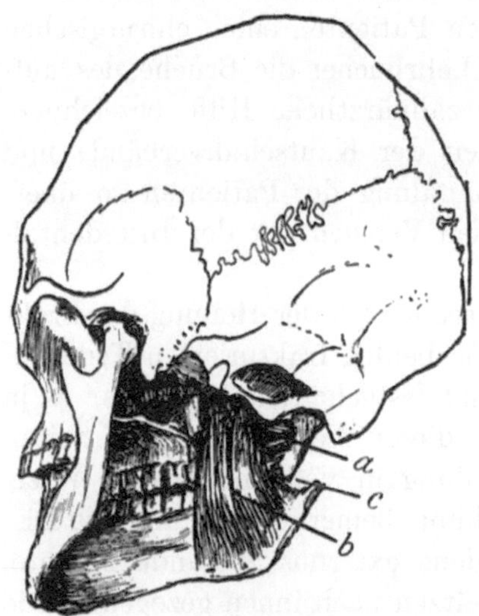

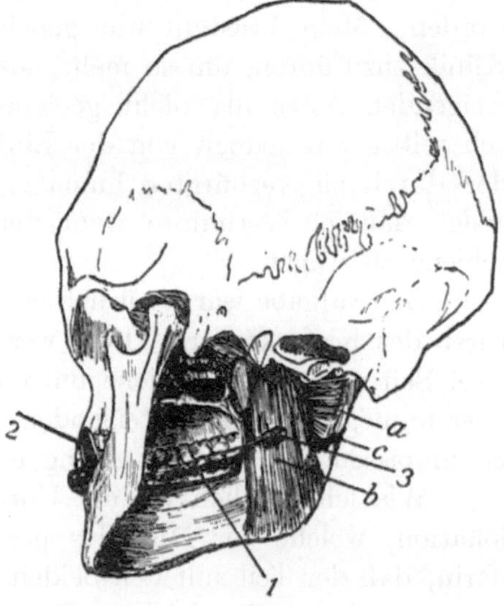

<table>
<tr><td>

Abb. 46a.   a = Musc. pterygoideus ext. b = Musc. pterygoideus int.   c = Bruchstelle mit Verschiebung der Knochenstücke.

</td><td>

Abb. 46b.   a = Musc. pterygoideus ext. b = Musc. pterygoideus int.·   c = Bruchstelle ohne Verschiebung der Knochenenden. 1 = Kautschukschiene. 2 = schiefe Ebene. 3 = Pelotte.

</td></tr>
</table>

erneuerte Verschiebung. Jedenfalls habe ich eine Dislokation infolge der frühzeitigen so kurzdauernden Entfernung der Verbandschiene niemals beobachtet. Und wenn eine solche eingetreten wäre, so hätte sie wohl eine Verzögerung, aber kein Hindernis der Heilung abgeben können.

     Der beste Erfolg für meine Methode war der, daß Professor Bergmann, der unter den Chirurgen der eifrigste Verfechter der Drahtverbände war, dazu überging, bei Kieferbrüchen ausschließlich meine Verbände zu bevorzugen. Niemand kann es Loos verwehren, bei Brüchen außerhalb der Zahnreihe die Schröder'sche Gleitschiene anzuwenden. Das ist seine ganz persönliche Angelegenheit. Ich selbst habe ja in beiden Auflagen des „Kriegszahnarztes" auf die zahlreichen vorzüglichen Verbesserungen, die Schröder an den Drahtverbänden vorgenommen hat, hingewiesen. Trotzdem lag durchaus kein Grund vor, die Schienentechnik mit unzutreffenden Behauptungen herabzusetzen.

Die folgenden Fälle dürfen den Beweis ergeben, daß bei Kontinuitätstrennungen außerhalb der Zahnreihe die mit Guttapercha gefütterte Kautschukschiene mehr leistet als ein Drahtverband mit Gleitschiene, ja, daß sie sogar die einzige Methode ist, die in humaner Weise, ohne quälenden extra-intraoralen Verband, einen guten Erfolg sichert.

1. Reservist Gefreiter A. Am 27. August durch russisches Infanteriegeschoß verwundet. Das stark deformierte Geschoß blieb im Kiefer stecken, und große Bleiteile desselben fanden sich — noch lose mit dem

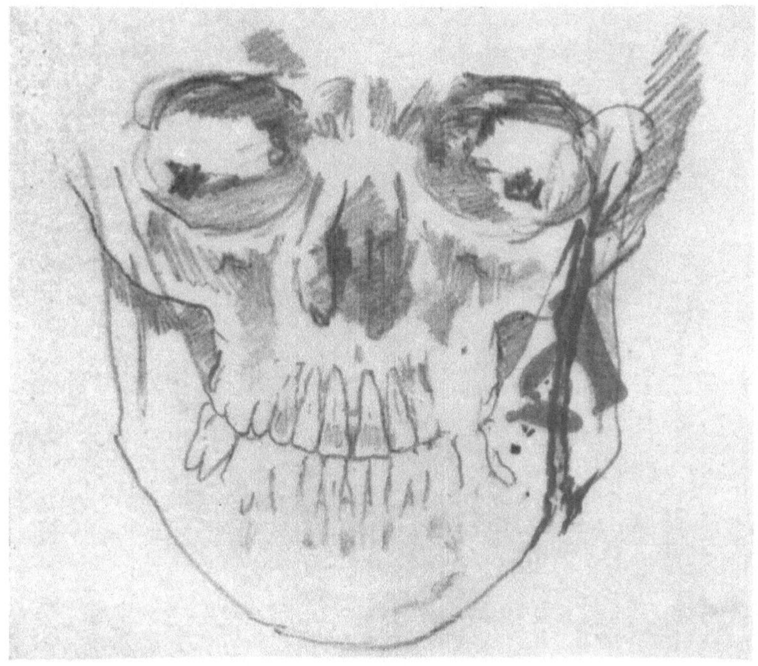

Abb. 47 a.

Geschoßkörper zusammenhängend — im Kiefer verstreut (Abb. 47 a). Das Geschoß trennte den aufsteigenden Ast in seiner ganzen Länge von dem Körper des Unterkiefers. Es bestand Kiefersperre und die Aufnahme der Nahrung war selbst in flüssiger Form sehr erschwert. Am 11. September wurde die Kiefersperre durch Einspritzung gehoben, Abdruck genommen und dem Verwundeten am nächsten Tage eine abnehmbare Kautschukschiene eingesetzt. An dieser war ein Drahtfortsatz befestigt, welcher mit Guttapercha bedeckt wurde; er wurde weit nach hinten geführt und reizte nicht die Schleimhaut, da er mit weicher Guttapercha umkleidet war, welche sich im Munde formte und erst nachträglich erhärtet wurde. Abb. 47 b zeigt die Schiene nach Entfernung des Geschosses. Der Fortsatz verhinderte, daß der losgelöste Teil des aufsteigenden Astes durch Muskelzug nach innen gezogen wurde. Der Verwundete konnte sofort nach dem Einsetzen der Schiene den Mund genügend öffnen, um unbehindert feste Nahrung mit voller Kraft zu zerkleinern.

2. Der siebenjährige S. war in das jüdische Krankenhaus eingeliefert worden. Er hatte sich am 15. Juni 1916 durch einen Sturz vom äußeren Rande des Treppengeländers, das er zum Klettern benutzt hatte, einen Unterkieferbruch zugezogen. Der Unterkiefer war weit nach innen gezogen, die Milchbackenzähne darin, soweit sie vorhanden, waren zertrümmert, und die Reste hingen lose am Zahnfleisch.

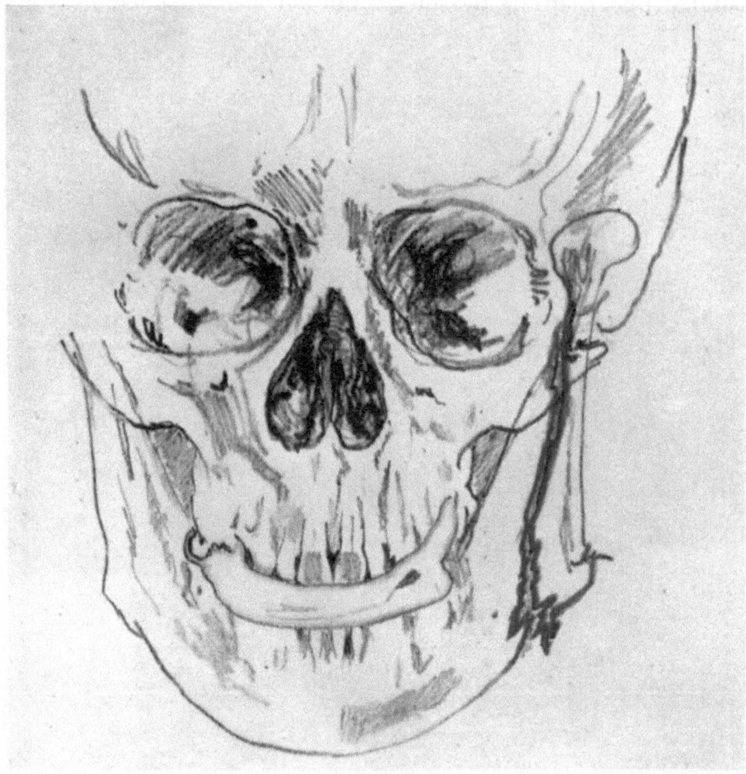

Abb. 47 b.

Der Durchbruch der ersten bleibenden Molaren war noch nicht vollendet. Sie ragten nur wenig aus dem Zahnfleisch heraus. Für einen Drahtverband und die Anbringung der Schröder'schen Gleitschiene fehlten also die notwendigen Vorbedingungen (siehe Abdrücke des Ober- und Unterkiefers Abb. 48, 49). Da die Wurzeln der Milch-Schneide- zähne in diesem Alter, wie auch das Röntgenbild zeigt, schon resorbiert waren, boten auch sie keinen Halt für einen Drahtverband. Sollte also ein Drahtverband angewandt werden, so gab es nur eine Möglichkeit: den Kiefer zu durchbohren; vermittelst eines Silberdrahtes, der ihn mit einer vorgeschobenen Bleiplatte in genügender Breite deckte, den Kiefer durch einen extraintraoralen Verband nach vorn und in die richtige Lage zu bringen; ihn während der Heilung in dieser Lage festzuhalten. Dieser Verband hätte wohl schließlich zu einem Resultat geführt, aber er wäre für den Patienten sehr quälend gewesen. Man hätte ihn, im vorliegenden Falle, auch erst nach Wochen anlegen können. Man mußte, da sowohl am ersten wie auch an den folgenden Tagen aus dem rechten Ohr Blut tropfte, mit einem Bruch der Schädelbasis rechnen, und die Hauptbedingung war, den Patienten in möglichst ruhiger Lage vor jeder Erschütterung zu schützen.

Während dieser Zeit wäre der Unterkiefer aber immer weiter nach hinten gezogen worden. Das hätte nicht nur Kieferklemme verursacht, sondern auch die Aufnahme fester sowie das Schlucken flüssiger Nahrung

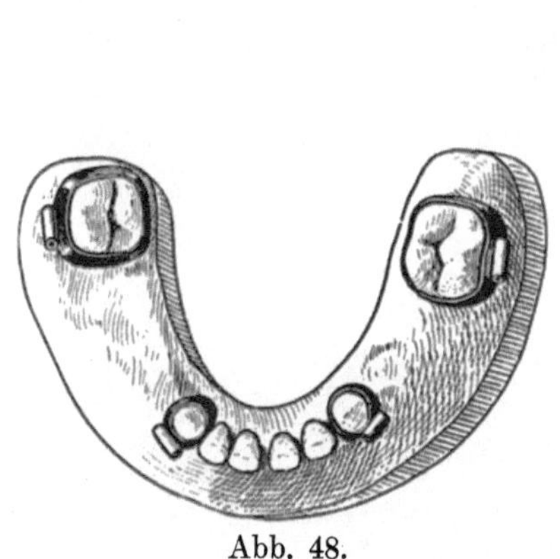

Abb. 48.

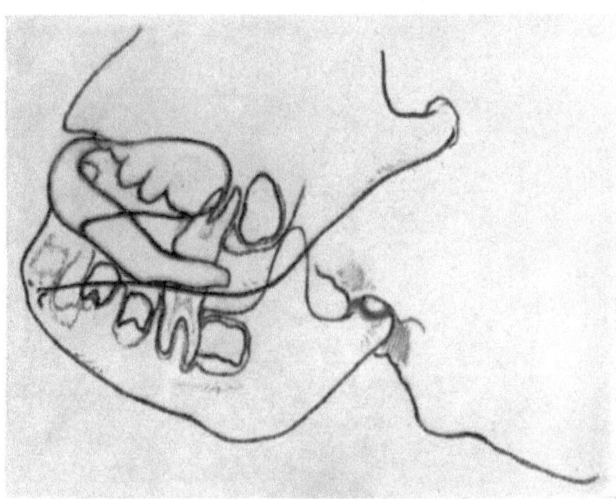

Abb. 49.

erschwert. Es wäre auch verständlich gewesen, hätte ein Arzt, um ein Zurückgleiten der Zunge zu verhüten, chirurgische Maßnahmen in Betracht gezogen. Alle diese ungünstigen Momente nun fielen vollständig weg, da ich die Behandlung mit der von Kautschuk umhüllten, mit Guttapercha ausgefütterten Drahtschiene vornahm.

Am zweiten Tage nach dem Sturze besuchte ich den Patienten und konnte feststellen, daß der verlagerte Unterkiefer mit dem Finger nach vorn gezogen werden konnte. Eine Kieferklemme, die eine Leitungsanästhesie erfordert hätte, war nicht eingetreten. Ich nahm also Abdruck, im Unterkiefer mit Gips, im Oberkiefer mit plastischer Masse (Stents).

Schon am anderen Tage wurde die Schiene ohne jede Mühe eingesetzt. Der Patient hatte weder Schmerzen noch sonstige Beschwerden.

Der alte Meinungsstreit, ob man Draht- oder Schienenverbände verwenden solle, hat, wie man aus der einseitigen Stellungnahme des Herrn Loos ersieht, auch in diesem Kriege, sehr zum Schaden der Verwundeten, die Gemüter verwirrt. Aber diese Streitigkeiten sollten inter arma schweigen; um so mehr, als beide Behandlungsmethoden zum Ziele führen. Sowohl Draht- wie Schienenverbände haben in diesem Kriege Verwendung gefunden. Sie haben sich beide bewährt, ja, in vielen Fällen hat man sie zugleich angewandt, wie ich schon anfangs erwähnte.

In den Bruhn'schen Veröffentlichungen findet man eine Abbildung, die einen Drahtverband wohl in seiner besten Form wiedergibt (s. Abb. 50).

Zahnarzt Schopper fertigte auf meiner Station den in Abb. 51 gezeigten Drahtverband an und erzielte damit einen guten Erfolg. Meiner Ansicht nach war in diesem Falle der Drahtverband einer Kautschukschiene vorzuziehen.

Die Vertreter der Schienenverbände hoben immer hervor, daß die Anlegung der Drahtverbände mit größeren Schmerzen verbunden sei. Bei den Schienenverbänden könnten sie aber vermieden werden.

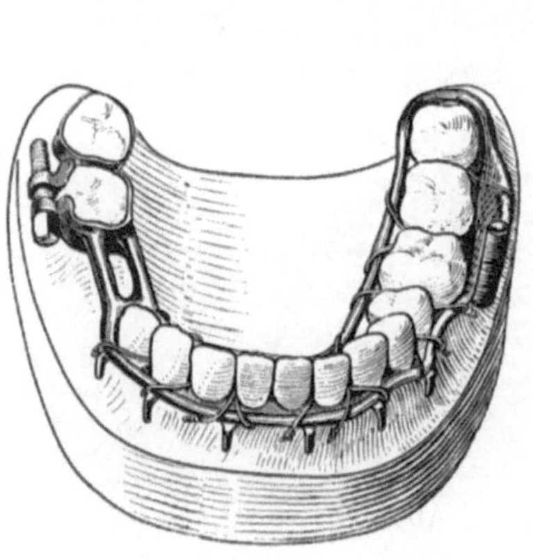

Abb. 50.

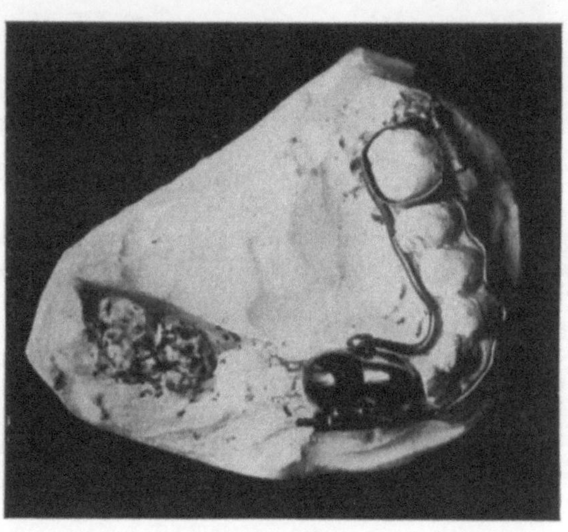

Abb. 51.

Dieser Einwurf ist jedoch nur teilweise richtig, denn ich habe schon im „Kriegszahnarzt" darauf hingewiesen, daß durch die Einführung der Lokal- und Leitungsanästhesie das Schienen der zerbrochenen Teile fast schmerzlos geschehen kann[1]). Aus den ausführlichen Krankengeschichten, die in den nächsten Heften veröffentlicht werden sollen, wird hervorgehen, daß es mir sowohl in den Lazaretten des Kriegsgebietes: Douai, Laon, Straßburg i. E., wie auch in den verschiedenen Krankenhäusern und Lazaretten des Heimatsgebietes gelang, durch Muskelzug fest eingeklemmte Bruchstücke mit der Leitungsbetäubung aus der scheinbar unverschiebbaren Lage in der kürzesten Zeit, ohne Kraftaufwendung, hervorzuziehen und den Verwundeten nicht nur sofort Erleichterung zu verschaffen, sondern auch die Bruchstücke in der ursprünglichen Lagerung wieder hinzustellen. Ich bin aber noch heute Anhänger der

[1]) Die Zahnärzte verfügen heute über ein Mittel, das im Feldzug 1870/71 noch nicht bekannt war, aber dazu berufen ist, die Behandlung der Kieferbrüche zu einer ungeahnten

Schienenverbände und ich möchte Hauns Ausspruch, daß dieselben humaner seien als die Drahtverbände, auch jetzt noch gelten lassen.

Vollendung zu bringen. Es ist dies die Anwendung der schmerzstillenden Mittel (halbprozentige Novokainlösung und dergl.), deren Einspritzung die Behandlung der Verwundeten beinahe ganz schmerzlos gestaltet. Ich gebrauche zur Einspritzung das käufliche Eusemin

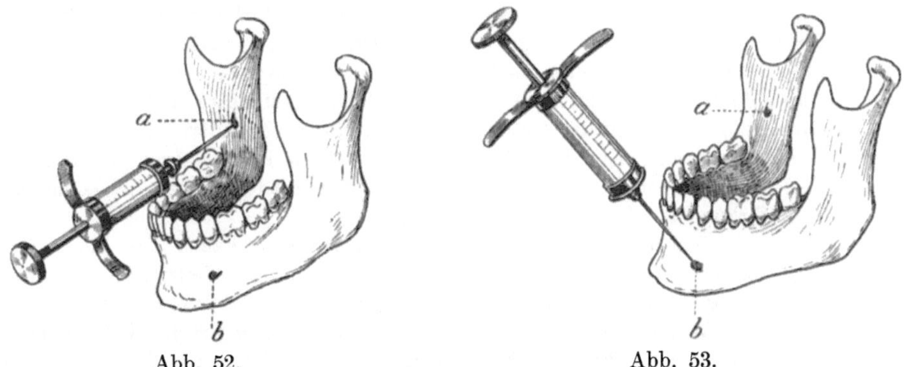

Abb. 52.   Abb. 53.

in Ampullen. Die Zusammensetzung ist folgende: 1 ccm Eusemin enthält 0,0075 Cocainum hydrochloricum und 0,00005 Adrenalin. hydrochlor. in physiologischer Kochsalzlösung. Es ist also jetzt für jeden Arzt leicht, den Verwundeten schon vor ihrer Behandlung durch den Zahnarzt die Ernährung auf dem Transport in besserer Weise zu ermöglichen und die qualvollen Leiden zu lindern, die durch Muskelzug entstanden sind, der die losgelösten

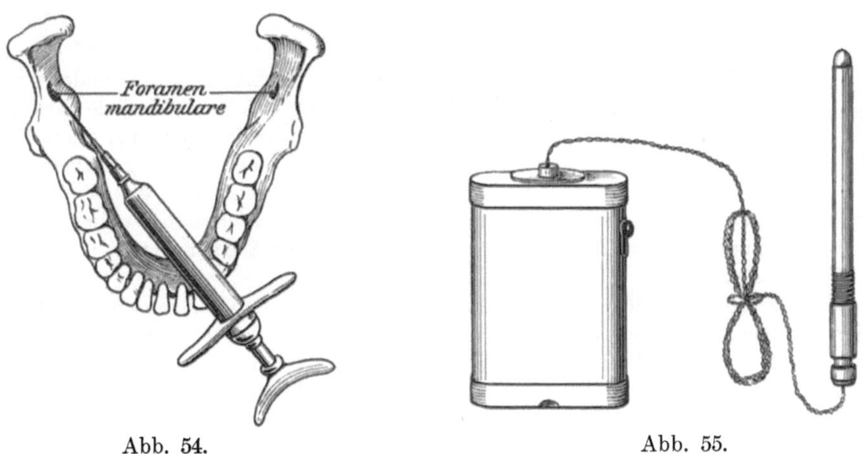

Abb. 54.   Abb. 55.

Teile gegen das Gelenk zieht und auch das Sprechen verhindert. Beim Unterkiefer liegen die Verhältnisse günstiger als bei jedem anderen Knochen. Oberhalb der Stelle, wo der Weisheitszahn sitzt, trifft die Spritze, wenn sie mit einer langen Nadel versehen ist, jederseits an der Innenfläche die Öffnung des Knochens, in die der Nerv eintritt, der den Unterkiefer im wesentlichen versorgt und der für die Leitungsbetäubung in Betracht kommt (s. Abb. 52). Für die Betäubung in dem Bereiche der Schneidezähne kommt die Austrittsöffnung der Nerven in der Eckzahngegend in Betracht (s. Abb. 53).

Es ist nun nicht nötig, daß bei der Einspritzung genau die Stelle des Eintritts des Nerven getroffen wird, sondern die schmerzstillende Wirkung entsteht auch dann, wenn

Denn bei der ausgesprochenen Neigung der Muskeln, die Bruchenden auseinander zu ziehen, sind Schmerzen beim Kauen mit einem

man in der Nähe einspritzt. Daher kann man bei Verwundeten, bei denen ein Öffnen des Mundes in den meisten Fällen nicht möglich ist, auch eine Anästhesie erzielen, wenn man die Einspritzung wie in der Abb. 52 ausführt und nicht unter normalen Verhältnissen von der anderen Seite s. Abb. 54.

Die Leitungsbetäubung, welche ihre schmerzstillende Wirkung erst 20 Minuten nach der Einspritzung erkennen läßt, gewährt in vielen Fällen, wie schon oben erwähnt, dem Patienten Befreiung aus der entsetzlichen Lage, die durch gegeneinander eingeklemmte Bruchteile das Schließen und Öffnen des Mundes bis dahin verhinderte, und es lassen sich die durch Muskelzug fest gegen das Gelenk gezogenen Kieferteile sofort aus dem Gelenk hervorziehen, nachdem der Mund mit einem Kiefersperrer geöffnet ist. Sie verharren auch in dieser Lage, in den meisten Fällen, nachdem die Wirkung der Betäubung vorüber ist.

Verwundete, die unter den schwierigsten Fällen nur durch die Schlundsonden ernährt werden konnten, können nach Eintritt der schmerzstillenden Wirkung sofort flüssige und sogar festere Nahrung zu sich nehmen.

Wenn auch die Anwendung dieser Betäubung bei den Verwundeten in den meisten Fällen sich viel schwieriger gestaltet, als in den Fällen, wo sie zur Extraktion eines großen unteren Backenzahnes eingeleitet wird, so sind diese Schwierigkeiten doch nicht unüberwindlich. Sie verlangen nur sehr viel Sorgfalt und die Erkenntnis der Gefahr, welche mit einer Infektion verbunden ist.

Während im allgemeinen die Injektion bei weitgeöffnetem Munde ausgeführt wird, muß man von dieser Möglichkeit absehen, wenn bei vorhandener Mundklemme ein weites Öffnen des Mundes nicht möglich ist.

Zur Beleuchtung des Operationsfeldes benutze ich dann eine kleine Lampe, bestehend aus einem Glasstab im Durchmesser von 0,7 cm, in welchem sich an der Spitze eine kleine Kohlenfadenlampe befindet. Die Beleuchtung geschieht durch eine Batterie von 4 Volt, wie sie jede Taschenbeleuchtungslampe besitzt. Der Glasstab hat den Vorteil, daß er durch Eintauchen in absoluten Alkohol oder in eine Sublimatlösung immer von neuem schnell desinfiziert werden ·kann und durch seine Schmalheit auch bei Kieferklemme die Einstichstelle oberhalb des unteren Weisheitszahnes gut beleuchtet (s. Abb. 55). Bezugsquelle Gebr. Weiner, Berlin, Friedrichstraße 200.

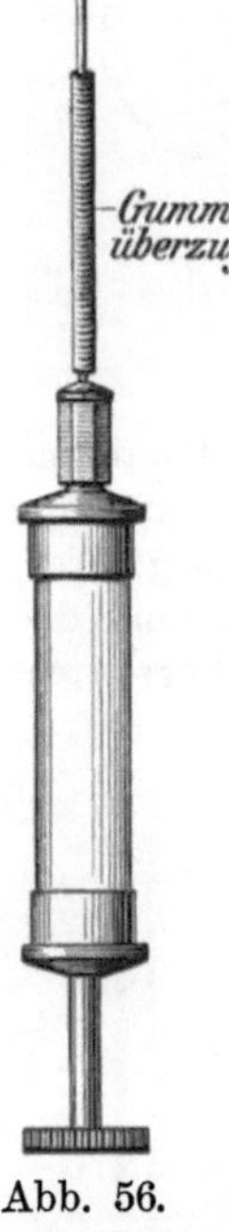

Abb. 56.

Es ist selbstverständlich, daß eine vollständige Desinfektion der ganzen Mundhöhle vor der Aufhebung der Kieferklemme nicht erfolgen kann. Auch nach ihrer Aufhebung läßt sie sich bei der Überflutung durch Eiter nicht bewerkstelligen.

Wohl aber kann ich mit Hilfe dieses Beleuchtungsstabes die Mundhöhle beleuchten, um wenigstens den Weg, den die Spritze und die Nadel nehmen muß, sowie die Einstichstelle bequem reinigen zu können. Dies geschieht durch Holzstäbchen oder Stahl-Wattetrockner (Häkelhaken, an denen der Widerhaken entfernt ist), die an der Spitze mit Watte umwickelt werden. Man taucht sie erst in Wasserstoffsuperoxyd, entfernt damit Schleim und Eiter, um dann mit neuen, in Alkohollösung getauchten Wattestäbchen die Reinigung zu beenden. Hierauf wird die Einstichstelle mit Jodtinktur bepinselt. Es ist aber anzuraten, daß das Holzstäbchen, das in Jodtinktur eingetaucht wird, erst in Watte getrocknet wird. Es enthält die Watte dann noch genügend Jod, um die Einstichstelle zu desinfizieren, und es wird ein Überfließen der Jodtinktur und eine stärkere Ätzung der umgebenden Schleimhaut vermieden.

Die Stahlnadel an der Spritze wird nur zu einem einmaligen Einstich gebraucht; selbst wenn in der Nähe ein zweiter Einstich gemacht werden soll, wird eine neue Stahl-

Drahtverbande nicht zu vermeiden, da die Belastung auf dem einen oder
dem anderen zerbrochenen Teile ungleich ist. Die Abbildung 57 aus
dem Heft von Mayrhofer Seite 133 Abb. 74 macht es ersichtlich, daß
ein solcher Drahtverband für den Verwundeten schmerzhafter ist als
wenn die Bruchstücke durch einen Schienenverband verbunden sind, der
die ungleiche Belastung der Bruchstücke aufhebt.

Namentlich bei der Nahrungsaufnahme
zeigen sich die Folgen dieser humaneren
Methode. Mit einem Schienenverband kann
der Patient viel früher als mit einem
Drahtverband festere Nahrung zu sich
nehmen, und der ausgiebige Gebrauch begünstigt die Callusbildung und somit die
Heilung. Der Patient kann auch viel leichter
ambulant behandelt werden, da der Schienenverband nicht eine so häufige Kontrolle
wie der Drahtverband verlangt. Dazu
kommt noch ein anderer sehr wichtiger

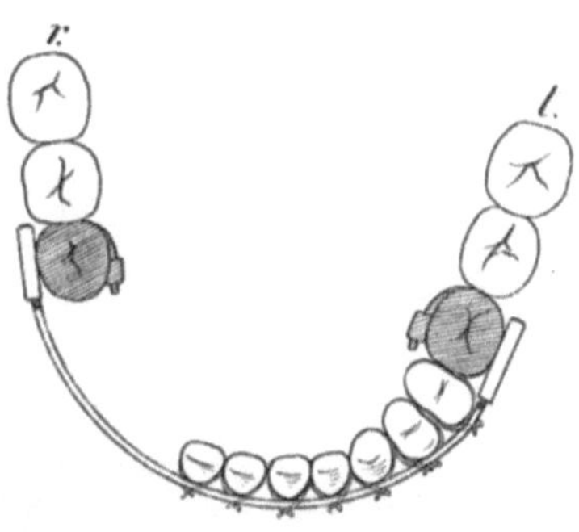

Abb. 57.

Umstand: der Verwundete ist bedeutend früher wieder dienstfähig. Im
„Kriegszahnarzt" erwähnte ich einen Fall, bei dem der Verwundete schon
am dritten Tage nach seiner Verletzung zum Kriegsschauplatz seiner
Truppe nachfahren konnte. Es handelte sich um einen Bruch des Unterkiefers, der durch Hufschlag hervorgerufen war [1]).

Ich erwähnte auch eine andere Verwundung, bei der der Patient
nach einigen Wochen wieder Dienst tuen konnte. Es handelte sich hier
um eine Verletzung, die durch eine Granate hervorgerufen war. Der
Unterkiefer war vom Eckzahn bis zum zweiten Molaren zertrümmert. Mit
einem Kautschukschienenverband, der mit Guttaperchaeinlage eine gute

---

kanüle genommen. Sehr bewährt haben sich dünne Gummiüberzüge, welche die Nadeln
auf dem Wege zur Einstichstelle vor einer Berührung mit Schleim oder Eiter schützen.
Sie schieben sich nach dem Einstich zurück und verlangen nur eine etwas längere Nadel-
spitze (Abb. 56).

[1]) Der Offizierstellvertreter G. vom Telegraphen-Bataillon 2, hatte in Frankfurt a. Oder seine Leute für Funkentelegraphie ausgebildet. Er wollte mit ihnen ins
Feld ziehen und erlitt am Tage vorher durch Hufschlag einen Kieferbruch. Links hatte
er den Schlag und eine Fleischwunde erhalten, rechts den Bruch, der in der Literatur
bezeichnet wird als Kieferbruch durch Contrecoup. Für einen Drahtverband war dieser
Fall nicht geeignet; denn der Bruch war hinter dem letzten Backenzahn, es konnte daher Drahtbefestigung nur auf einer Seite gemacht werden.

Am 13. Oktober hatte er den Bruch erhalten, am 14. Oktober nahm ich Abdruck
und am 15. Oktober setzte ich ihm die abnehmbare Schiene mit dem früher beschriebenen
Guttaperchafortsatz ein. Dieselbe erlaubte ihm, wieder die Nahrung in gewohnter Weise
zu sich zu nehmen, und hielt die Bruchenden in der normalen Stellung fest, so daß er schon
am 17. Oktober, nachdem ich ihm zur Vorsicht noch eine zweite Schiene angefertigt hatte,
ins Feld gehen konnte. Der Patient war nur drei Tage in zahnärztlicher Behandlung und
der Bruch ist nach seinen Mitteilungen, ohne ihn im Dienst zu hindern, geheilt.

Verbindung der Bruchenden ermöglichte, konnte der Patient sofort unbehindert sprechen und Nahrung zu sich nehmen. In demselben Regiment
wurden auch Verwundete mit Drahtverbänden behandelt, die jedoch stetig
eine Gewichtsabnahme verzeichneten, während der erstere beständig
allwöchentlich an Gewicht zunahm. Der Garnisondienst befriedigte ihn
bald nicht mehr; sein Befinden besserte sich so, daß schon nach einigen
Monaten die Knochenplastik gemacht wurde. Er ist kurz darauf wieder
ins Feld gezogen.

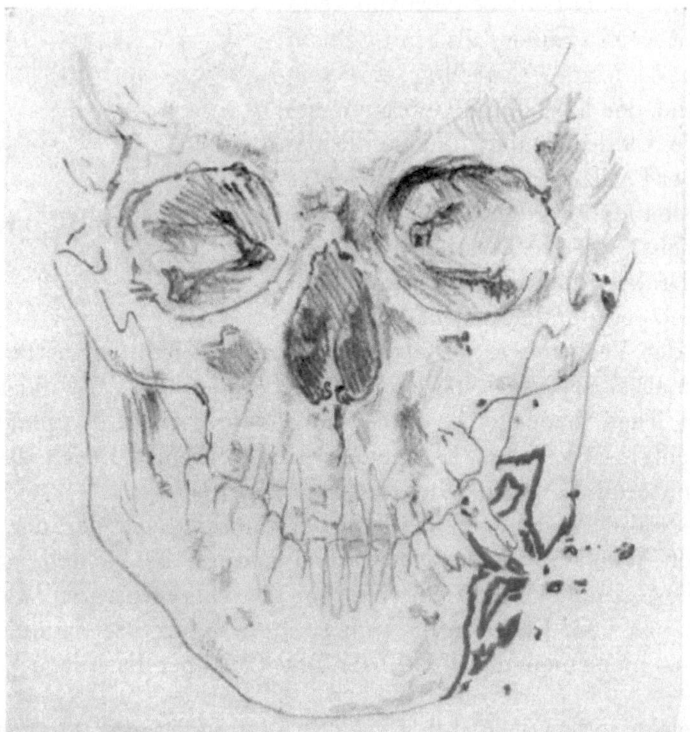

Abb. 58. Durchschlagszeichnung nach Röntgenbild. Tafel IV, 3.

Ein abnehmbarer Verband diente zur besseren Aufnahme der Speisen
und zur Sicherung der angefertigten Goldbrücke [1]) (siehe Abb. 58).

In der „Zahnärztl. Rundschau“, 24. Jahrg., Nr. 4 veröffentlichte
ich einen Fall, wo der Patient ambulant behandelt wurde, sofort auf
Urlaub ging und schon in der sechsten Woche das Kommando eines Ersatzbataillons übernahm [2]) (s. Abb. 59).

Einen schlagenden Beweis dafür, daß mit den zusammenhängenden Schienenverbänden eine viel schnellere Leistungsfähigkeit zu erreichen
ist als mit den Drahtverbänden, gibt der nachfolgende Fall: Hauptmann

---

[1]) Bei den späteren Krankenberichten unter Nr. 1 (Offizierstellvertreter K.) zu
ersehen.

[2]) Siehe Krankenbericht 2, Major R.

R. wurde verwundet und kam in ein Lazarett, wo ihm unter vielen
Schmerzen ein Drahtverband angelegt wurde. Auf seinen Wunsch über-
gab man ihn der Behandlung der Kieferstation des III. Armeekorps.
Schon nach wenigen Wochen bemühte er sich, da er einem württem-
bergischen Regiment angehörte, um Beschäftigung bei der Gesandtschaft.
Die Heilung ging aber weiter schnell vonstatten. Trotz der großen
Zwischenräume zwischen den einzelnen Bruchstücken war die binde-
gewebige Vereinigung so stark, daß er mit dem abnehmbaren
Schienenverband zur Truppe zurückging und in der Front Dienst tat.
Im Schützengraben vor Ypern erlitt er jedoch bei einem feindlichen

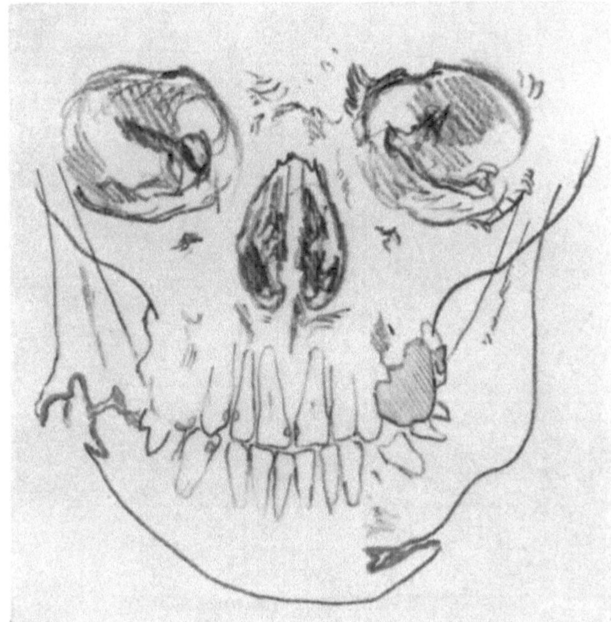

Abb. 59. Durchschlagszeichnung nach Röntgenbild. Tafel V, 3.

Gasangriff eine starke Erschütterung und kam nun wieder zur Kieferstation des III. Armeekorps zurück, um durch eine Knochenplastik
eine festere Vereinigung der Bruchstücke zu erlangen. Diese wurde von
Dr. Soerensen mit vollem Erfolg ausgeführt, und Hauptmann R.
konnte bald zur Front zurückkehren. Dieser typische Fall zeigt am
besten die Vorteile der Schienenverbände: denn der Verwundete wurde
erstens nicht nur vor der Anlegung eines schmerzhaften Verbandes
bewahrt, sondern er konnte auch, trotz umfangreicher Verletzung, verhältnismäßig leicht Nahrung zu sich nehmen und bald wieder tätig sein;
zuerst im Garnisondienst, dann auch, mit einer abnehmbaren Schiene
versehen, im Felde. Ein verhältnismäßig kurzer Aufenthalt in der Heimat
genügte, um die durch Erschütterung im Schützengraben hervorgerufene
neue Verletzung durch eine Knochenplastik zu heilen. Durch eine ab-

4*

nehmbare Schiene, die zur Unterstützung einer Metallbrücke angefertigt
war, konnte er trotz der Knochenplastik in der Front Dienst tun. Gerade
in diesem Fall wurde dem Vaterlande ein besonderer Dienst geleistet, denn
Hauptmann R. hatte, als Dozent an der Technischen Hochschule, Mängel
beim Gasangriff herausgefunden, er hatte dem Kriegsministerium Ver-
besserungsvorschläge gemacht, die angenommen wurden, und er konnte
infolge der raschen Heilung seine Tätigkeit als Lehrer für die Gaskurse

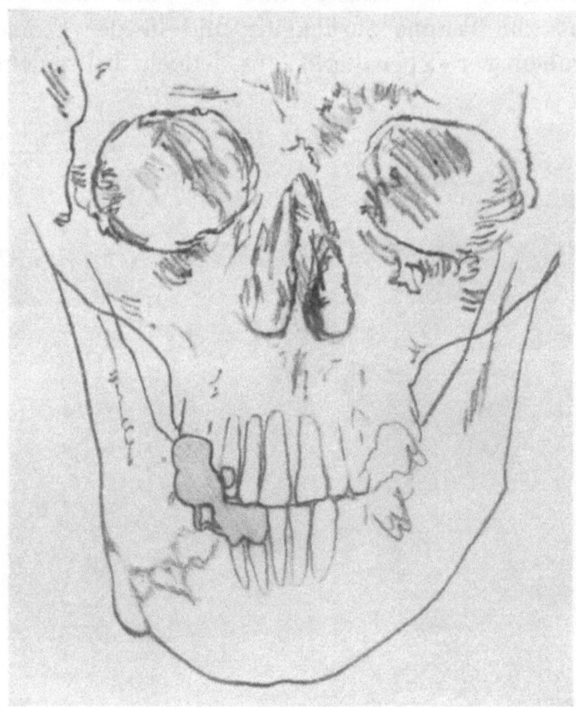

Abb. 60. Durchschlagszeichnung nach Röntgenbild. Tafel III, 2.

bald wieder aufnehmen [1]) (siehe Abb. 60). Das Röntgenbild zeigt das
aus dem Schienbein entnommene Knochenstück, das mit dem Kiefer
an beiden Enden fest verwachsen ist.

Mit dem abnehmbaren Verband konnte auch der Rittmeister L.[2]),
dessen schwere Verwundung später noch genau beschrieben wird, wieder
nach wenigen Monaten Dienste tun.

Ferner ging Leutnant v. Z.[3]) (Abb. 61) schon im dritten Monat
wieder an die Front.

Leutnant v. R., dessen anfangs unsachgemäße Behandlung
ihn wahrscheinlich hätte dauernd untauglich werden lassen, konnte

---

[1]) Krankenbericht Nr. 3 (Hptm. R.).
[2]) Krankenbericht Nr. 4.
[3]) Krankenbericht Nr. 5.

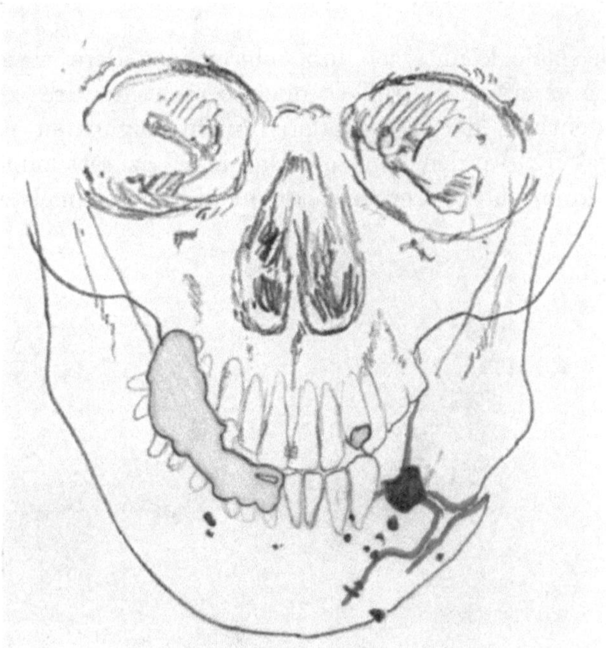

Abb. 61.　Durchschlagszeichnung nach Röntgenbild.　Tafel V, 1.

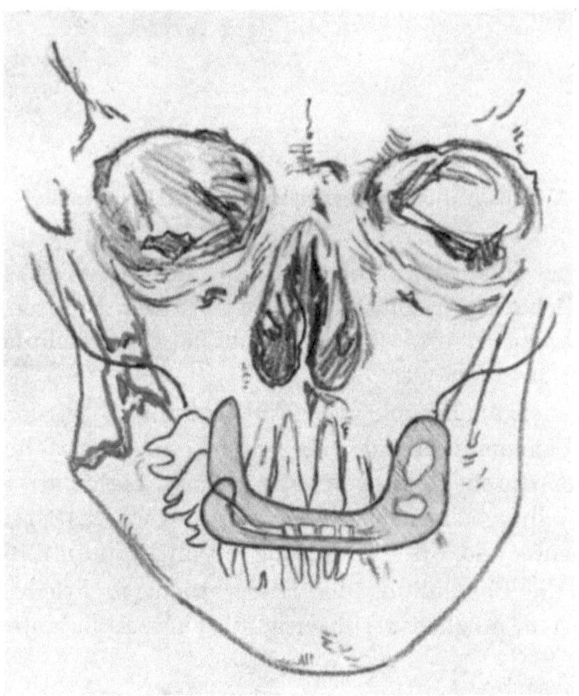

Abb. 62.　Durchschlagszeichnung nach Röntgenbild.　Tafel IV, 4.

ebenfalls dem Vaterlande seine Kräfte wieder im Frontdienst widmen [1]) (siehe Abb. 62).

Diese Beispiele könnte ich um zahlreiche andere vermehren. Ich habe sie aber nur erwähnt, weil es doch berechtigt wäre, zu prüfen, ob der lange Aufenthalt der Verwundeten nicht zugunsten nachfolgender Patienten abgekürzt werden könnte. Da mein Lazarett zum III. Armeekorps gehört, konnten die Verwundeten nicht zur Sammelstelle in Berlin

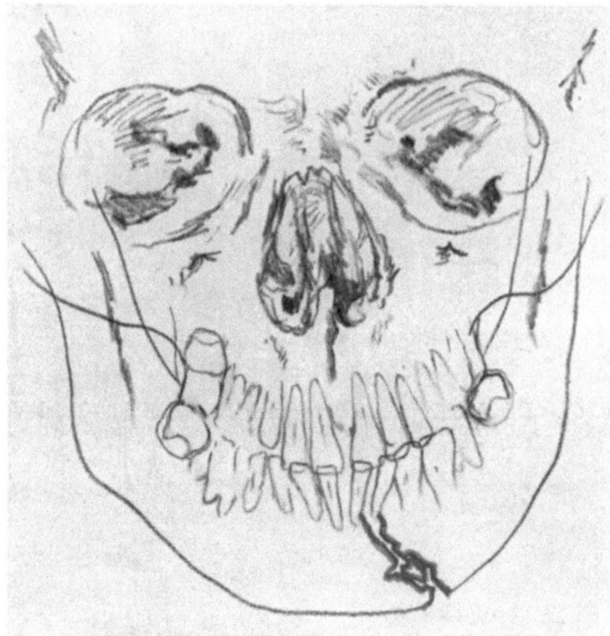

Abb. 63. Durchschlagszeichnung nach Röntgenbild.

entlassen werden, und ich war oft genötigt, sie länger als eigentlich notwendig in der Behandlung zu behalten, weil in den Städten, in denen die Ersatzbataillone lagen, oft eine sachgemäße Überwachung der Kieferverletzten nicht möglich war.

Es ließen sich auch noch viele Fälle anführen, bei denen durch den abnehmbaren Schienenverband eine schnellere Dienstfähigkeit erreicht wurde, entweder durch Heilungen oder, bei vorhandener Pseudarthrose, durch die Herstellung eines Zustandes, der sowohl das Sprechen wie das Kauen ermöglichte und die Dienstfähigkeit nicht beeinflußte.

Auch für die Behandlung der Kieferbrüche in Friedenszeiten ist es von großem Vorteil, möglichst frühzeitig mit einer ambulanten Behandlung zu beginnen.

---

[1]) Krankenbericht und Röntgenaufnahme Nr. 6 (Rmstr. L.).

Aus nachfolgenden Fällen ist zu ersehen, wie sich das sehr leicht ausführen läßt:

Der Schüler v. S. stürzte aus dem Sattel und erhielt durch den Hufschlag des Pferdes eine Verletzung des Gesichts auf der rechten Seite und durch Gegenschlag einen Bruch auf der linken Seite des Unterkiefers zwischen Backen- und Schneidezahn (siehe Abb. 63).

Die Verschiebung war nicht erheblich, doch wurde durch Muskelzug das linksseitige Bruchstück nach oben gezogen und machte so ein Schließen der Zahnreihen unmöglich. Es verursachte auch bei jeder Bewegung erhebliche Schmerzen. Ich nahm einen Gipsabdruck vom Unterkiefer mit der Verschiebung der Bruchstücke und einen Wachsabdruck oder Stents-Abdruck [1]) vom Oberkiefer.

Das nach dem Abdruck hergestellte Modell wurde an der Bruchstelle zersägt, die Feststellung der ursprünglichen Form gelang nach dem Modell des Oberkiefers sehr leicht. Auf diesem in der richtigen Lage zusammengesetzten Modell wurde eine Kautschukschiene mit Metalleinlage angefertigt (über deren Anfertigung habe ich im „Kriegszahnarzt" eine genaue Beschreibung gegeben; sie findet sich auch auf S. 28 in dieser Abhandlung). Sie bedeckte die Zahnreihe bis zur Hälfte ihrer Höhe und ungefähr einen halben Zentimeter das Zahnfleisch des Alveolarfortsatzes. Das Einsetzen der Schiene war leicht. Es war nicht notwendig, eine Leitungsanästhesie einzuleiten. Die Bruchstücke wurden durch die Schiene immobilisiert.

Der Patient konnte sofort den Mund öffnen und schließen, auch ohne Beschwerden Nahrung zu sich nehmen.

Er hätte nun eigentlich aus der Behandlung entlassen werden können, da ihm aber der Bluterguß auf der rechten Seite noch ein schlechtes Aussehen gab, und eine beträchtliche Schwellung sowie leichte Temperaturerhöhung vorhanden war, hielt ihn der Chirurg noch einige Tage im Bett. Er konnte dann aus der Behandlung entlassen werden. Ich fertigte noch eine zweite Schiene aus Gold an, sie wurde an der lingualen und labialen Seite in Wachs modelliert und in 20 karätigem Golde gegossen. Es ist nicht schwierig die Schiene mit einer dünnen Guttaperchafütterung zu versehen. Die Guttaperchamasse klebt am gegossenen Golde sehr fest, das Gold braucht also nicht mit rauhen Stellen versehen zu werden. Ich wählte hier Gold, weil der Patient in einer anderen Stadt die Schule besuchte. Er sollte, trotz des Kieferbruches, schon nach einer Woche wieder zum Unterricht gehen. Ich durfte aber befürchten, daß ihm die Annehmlichkeiten dieser Schienung, wenn ich ihm die Kautschukschiene ließ, genommen werden konnten. Denn es ist vorgekommen, daß Zahnärzte bei dieser einfachen Behandlungsmethode vom Erfolg der Heilung

---

[1]) Plastische Masse, nach dem Erfinder Stent benannt, die in kochendem Wasser erwärmt wird, und zum größten Teil aus Harzen usw. besteht.

nicht überzeugt waren, dem Patienten die Schiene entfernten und sie durch einen Drahtverband ersetzten. In Friedenszeiten werde ich die Goldgußschienen häufiger anwenden. Da das Gold, wenn die Schienen nicht mehr getragen werden, wieder eingeschmolzen wird, so ist der Materialverbrauch nur unbedeutend.

Es ist mir ein Bedürfnis, dieses erste Heft nicht zu schließen, ohne allen meinen Mitarbeitern Dank zu sagen. Die meisten Kollegen, die mit mir auf der Kieferstation arbeiteten, haben mit voller Freudigkeit und außerordentlichem Fleiß ihre ganze Kraft eingesetzt, um zu helfen. Vielen Feldgrauen ist aber nicht nur Hilfe, sondern auch seelische Erleichterung in den schweren Tagen ihrer Verwundung zuteil geworden. Humanität in der Behandlungsmethode war die erste Losung. Auch bei uns sind, ebenso wie in anderen Lazaretten, die Erfolge nicht ausgeblieben. Dabei war mir Düsseldorf das Vorbild.

Dauererfolge können jedoch in vielen Fällen nur durch ein Zusammenarbeiten von erfahrenen Zahnärzten und Chirurgen erzielt werden.

Die Namen Bruhn und Lindemann sollen in diesem Kriege und auch späterhin nicht vergessen werden, und im „Kleinen Düsseldorf" wie ich meine Station zu nennen pflege, wird der Name Soerensen obenan stehen. An dessen Seite gehört der Name Gluck. Gluck ist einer der ersten und bekanntesten Plastiker; Soerensen arbeitet seit vielen Jahren mit ihm zusammen. Daß meine Mitarbeiterschaft mit diesen Herren nicht neueren Datums ist, beweist die Krankengeschichte des nachfolgenden Falles, dem ich einige Erklärungen hinzufüge. Vielleicht gelingt es mir, allen Kollegen, die sich jetzt mit Knochenplastik beschäftigen, dadurch Nutzen zu bringen.

Das Bild des Geheimrats Professor Dr. Gluck habe ich daher meinen Ausführungen in diesem Heft vorangesetzt.

Wenn dieser Krieg auch bei allen Verletzungen eine Fülle von Material gebracht hat, die in der Behandlungsmethode ganz neue Gesichtspunkte hervortreten ließ, wenn auch die neuen Erfahrungen für die medizinische Wissenschaft unermeßlich lehrreich bleiben werden, so sind mir doch die große Anzahl und Mannigfaltigkeit der Verletzungen in Friedenszeiten, die ich als langjähriger Lehrer am hiesigen zahnärztlichen Institut der Universität habe sammeln können, von großem Nutzen gewesen, sowohl bei der Schienenbehandlung, als auch für die gemeinsame Tätigkeit mit dem Chirurgen. Niemals hätte ich zu hoffen gewagt, daß eine Heilung erzielt würde, wenn Zähne und Kieferteile breiartig im Munde des Verwundeten lagen, wenn ich nicht vor Jahren einen Fall behandelt hätte, bei dem, ähnlich wie bei Schußverletzung, solche Zerstörungen durch einen Sturz aus dem Fenster hervorgerufen waren. Ebenso wie bei Verwundeten, die durch einen Gewehrschuß aus nächster Nähe in ähnlicher Weise verletzt waren, habe ich auch in diesem Fall die losen

Zähne und Knochenteile mit Guttapercha in einem zusammenhängenden (stabilen) Verbande festgeklebt und zur Heilung gebracht.

Auch bei einer absichtlichen, von einem Chirurgen ausgeführten Durchtrennung des Kieferkörpers auf beiden Seiten habe ich schon in Friedenszeiten Gelegenheit gehabt, zu beobachten, daß ein vorher vorbereiteter Drahtverband nicht die Widerstandskraft hatte, dem Muskelzug, den die Muskulatur des Bodens der Mundhöhle ausübte, zu widerstehen. Auch hier kam mir die Erfahrung zu statten, die ich mit der mit Guttapercha ausgekleideten Kautschukschiene gemacht hatte. Und diese Erfahrungen sind auch im jetzigen Kriege den Verwundeten in vielen Fällen von Nutzen gewesen.

Ebenso hoffe ich, daß mein langjähriges Zusammenarbeiten mit den Chirurgen bei der Knochenplastik noch weit günstigere Erfolge als bisher zustande bringen wird.

Für unsere Kieferstation war es außerordentlich wertvoll, daß es mir gelungen war, Herrn Dr. Soerensen zur Mitarbeit zu veranlassen. Derselbe beherrschte die Technik so weit, daß er selbst bei den ersten 25 Fällen berichten konnte, daß in keinem einzigen Fall der transplantierte Knochen wieder herausgeeitert wäre, sondern daß es jedesmal zur primären Einheilung gekommen sei. So günstige Resultate sind von anderer Seite nicht bekannt geworden.

Auch für die Einheilung des transplantierten Stückes hoffe ich, daß die Resultate unserer früheren gemeinschaftlichen Arbeiten für die Allgemeinheit von großem Nutzen sein werden. Eine gute Verknöcherung ist erzielt worden bei Nasenstützapparaten, die aus Gold angefertigt wurden. Sie wurden am Stirnbein unter dem losgelösten Periost angeschraubt; darüber wurde der von der Stirn losgelöste Hautlappen vernäht.

Den besten Erfolg der Verknöcherung um eine unterm Periost befestigte Goldbrücke beschreibt Soerensen im „Handbuch der speziellen Chirurgie des Ohres und der oberen Luftwege, herausgegeben von Dr. L. Katz, Dr. H. Preysing und Dr. F. Blumenfeld, 2. ergänzte Auflage, Würzburg 1913" wie folgt:

„1893 endlich haben wir unseren ersten gelungenen Fall von eingeheilter Implantationsprothese bei einem 12jährigen Knaben zu verzeichnen. Es handelte sich um die Operation des dritten Rezidivs eines Myxofibrosarkoms des Corpus mandibulae, welches weithinein in den Mundboden und in die Regio submentalis gewachsen war. Der ganze horizontale Teil der Mandibula, links mit dem untersten Abschnitte des aufsteigenden Astes, rechts bis zum letzten Molarzahn mußten mit dem Periost und Teilen des Mundbodens entfernt werden. Es war in diesem Falle ein Gipsmodell angefertigt und an demselben von Herrn Professor Warnekros die Grenze des ungefähren Operationsdefektes bestimmt und danach eine Prothese aus Gold und Platin geformt, die einen Metalldoppelbügel darstellte, dessen Endplatten jederseits wie eine Klammer die Stümpfe der resezierten Rami ascendentes mandibulae zwischen sich faßten. Zur sicheren Fixation wurden jederseits Goldplatinschrauben durch den Apparat und Knochen geschraubt. Zwei Reihen Suturen, Haut, Muskel und Schleimhautnähte vereinigten die Wunde und verschafften den Zungenmuskeln, vor allem den Genioglossis und Geniohyoideis ihre normale Insertion

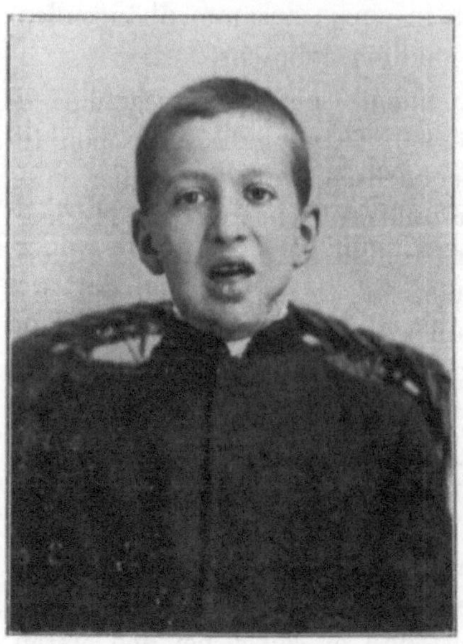

Abb. 64. Patient geheilt 3¹/₂ Wochen
nach der Operation.

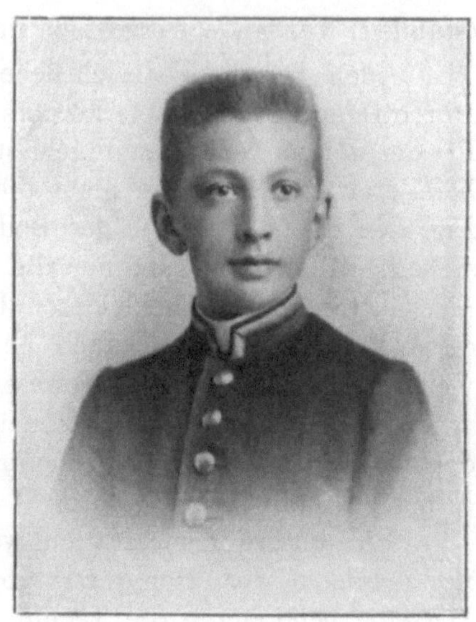

Abb. 65. Patient geheilt 5 Jahre
nach der Operation.

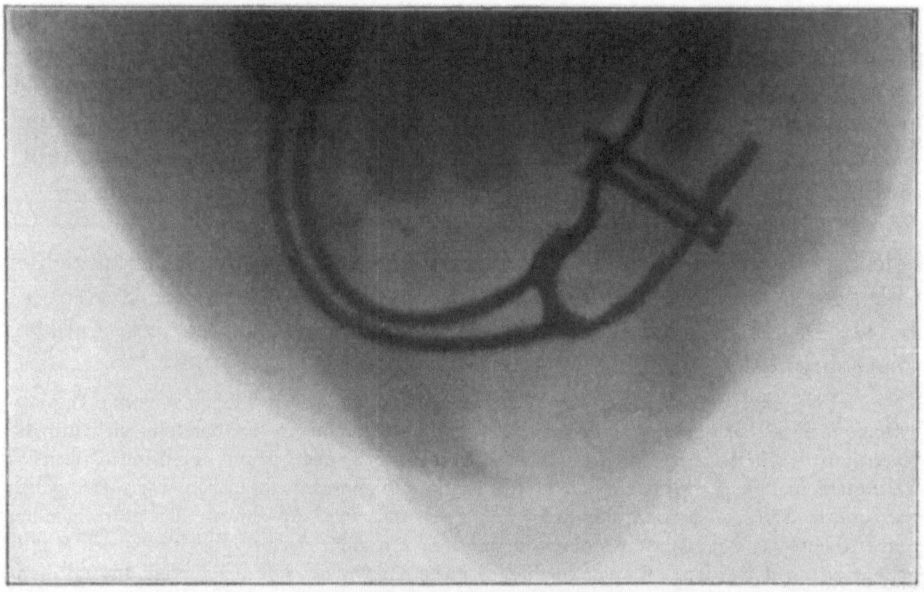

Abb. 66. Röntgenbild die eingeheilte Prothese zeigend, 18 Jahre nach der Operation
bei dem geheilten Patienten.

Sarkom der Mandibula, 3. Rezidiv. Operation: Bilaterale Exstirpation der Pars
horizontalis und Resektion der Rami ascendentes mit Periost und Resektion des
Mundbodens. Sofortiger Ersatz durch einheilbare Prothese.

anstatt an das Corpus mandibulae an die Prothese. Der Unterkiefer funktionierte schon
in der ersten Woche nach der Operation wie ein normaler. Die Gefahr des Zurücksinkens
der Zunge gegen den Kehlkopfeingang und der Erstickung wurde durch sofortige Fixation
des Mundbodenrestes und seiner Muskulatur an die Prothese sicher vermieden. Der Speichel
floß nicht unwillkürlich aus dem Munde, die Reinigung der Mundhöhle war leicht zu leisten,
Patient konnte schon am Tage der Operation den Mund bequem öffnen und schließen,
wobei der letzte stehen gebliebene rechte Molarzahn exakt auf seinen Gegenpart am Oberkiefer klappte. Von der Anwesenheit der Prothese, welche mit den Rami ascendentes

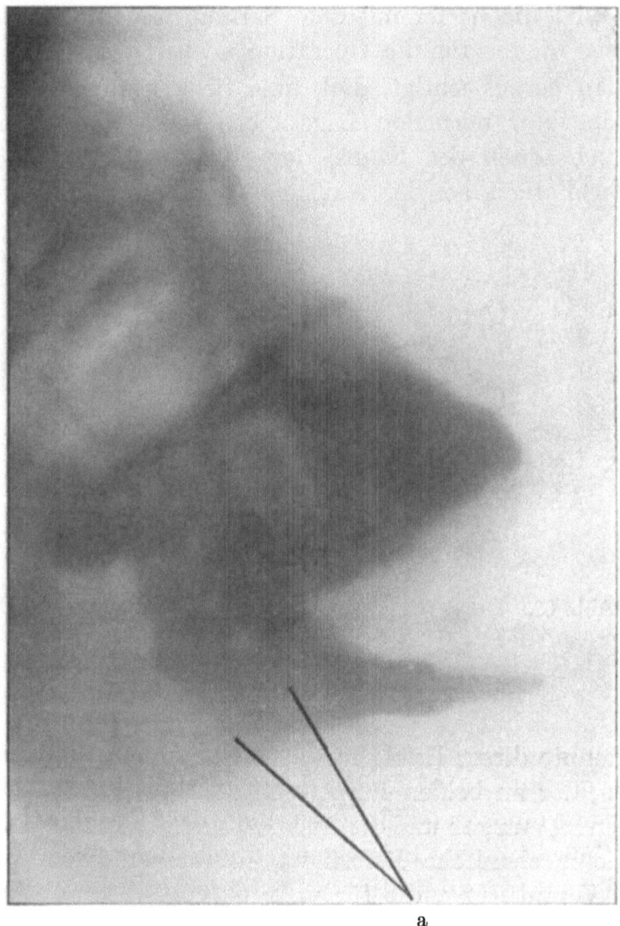

Abb. 67. a = der neugebildete Knochen um die Goldschiene.

wie ein organisches Ganzes funktioniert, hat Patient weder Empfindung noch Beschwerden.
Die über die Prothese zusammengeheilte Schleimhaut fühlt sich rauh und hart an, so daß
Patient alle Speisen kauen und durch Druck gegen den Oberkiefer zermahlen kann, ohne
jemals ein Gebiß getragen zu haben. Die Stümpfe der aufsteigenden Äste sind gewachsen
und haben die Prothese vor sich her geschoben, was an dem veränderten Lageverhältnis
des noch vorhandenen Molarzahnes gegenüber den Zähnen des Oberkiefers und aus dem
andauernden Mangel jeglicher Entstellung zu ersehen ist. Der jetzt 30jährige Mann trägt
seine eingeheilte Prothese noch heute nach 18 Jahren. Der Unterkiefer funktioniert auch
heute noch wie ein normaler, die Narbenmasse erweckt in der Nähe der Resektionsstümpfe

einen durchaus knöchernen Eindruck und läßt sich glatt und kontinuierlich über die Prothese weg in die Knochenmasse der aufsteigenden Äste hineinverfolgen. Diese, der Form des Unterkiefers analoge Narbenmasse ist das Resultat einer durch den Reiz und die Anwesenheit des Apparates veranlaßten reaktiven Gewebszüchtung in der Bahn des Apparates. Es ist also durch denselben die für einen funktionellen und kosmetischen Dauererfolg notwendige Form und Länge der späteren Narbe vorgezeichnet und in die richtige Bahn von vornherein bei der Operation hineingezwungen worden, was auch sehr zu beachten ist, wie von uns für das Knochensystem überhaupt hervorgehoben, für den Wert einer nur temporären Einheilung.

Abb. 68 zeigt die Kiefer mit dem Sarkom und die nächste Abb. 69 die Goldschiene, wie sie für die Operation vorbereitet war.

Wenn man berücksichtigt, daß diese Schiene nicht nur die beiden Knochenteile in ihrer normalen Lage hielt, sondern auch, neben dem Muskeldruck von seiten des Kinns, dem Kaudruck Widerstand leisten mußte, den der Patient bei der Nahrungsaufnahme in reichlicher Weise

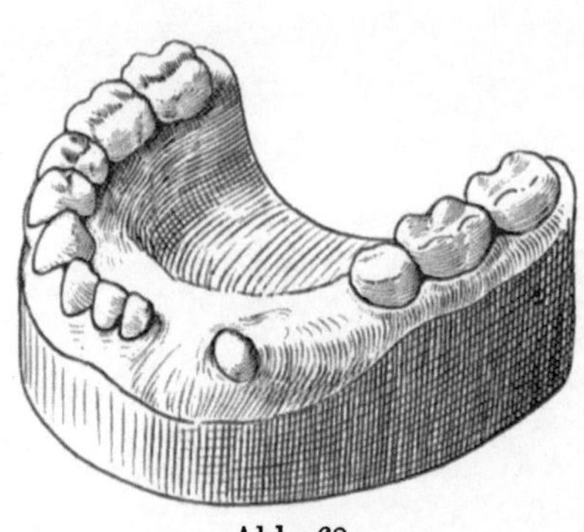

Abb. 68.

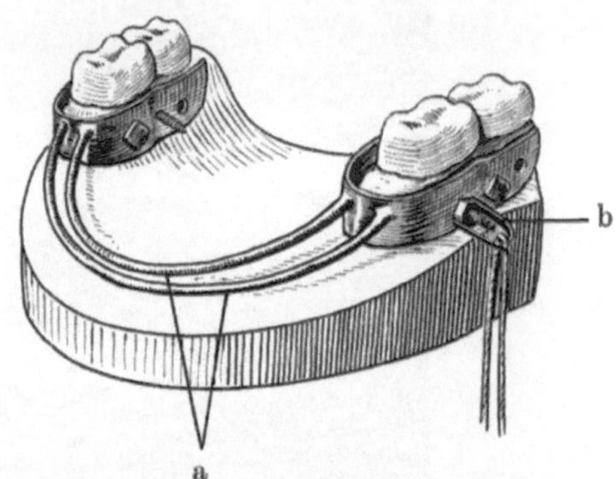

Abb. 69. a = Prothese zur Befestigung der Muskel- und Schleimhaut. b = Öse zur Führung der Schraubenmutter; wurde nach der Befestigung mit der Kneifzange entfernt.

ausübte, so konnte dieser Erfolg nur durch einen neu gebildeten Knochen erzielt werden, der an beiden Enden der Kieferteile die Goldschiene und ihre Schrauben fest umgab und die Ausstoßung des Goldbügels verhinderte. Es wurde die mechanische Befestigung durch den neuen Knochen zu einer soliden Verankerung, die für viele Jahre Halt gewährte.

Daß Gold, von neuer Knochenmasse umgeben, reizlos im Kiefer verharren und einem Druck ausgesetzt werden kann, der nicht minder stark ist, als der Druck, den ein Zahn aushalten muß, der durch seine Wurzeln in der Alveole festgehalten wird, zeigt die nebenstehende Photographie des Röntgenbildes (Abb. 70).

Es handelt sich in diesem Falle um zwei Zähne, welche durch einen Sturz einem jungen Manne ausgeschlagen waren. Er fand die Zähne im Chausseegraben wieder, verwahrte sie in einer alten Arzneischachtel und kam erst nach mehreren Tagen — es war im Dezember des Jahres 1902 — zu mir mit der Anfrage, ob die Zähne sich noch implantieren ließen. Nachdem ich die Zähne in physiologischer Kochsalzlösung gereinigt hatte, füllte ich die Wurzeln, die etwas gekürzt wurden, mit Guttapercha, setzte sie im Munde des Patienten ein und fixierte sie mit einer Kautschukschiene, die mit Guttapercha bekleidet wurde. Nach ungefähr 6 Wochen entfernte ich die Schiene und fand die Zähne vollständig fest im Kiefer verheilt. Der Patient war von außerhalb; er hatte sich später, als die Zahnkrone durch Karies zugrunde gegangen war, in den implantierten Wurzeln Stiftzähne festsetzen lassen; jetzt kam er aus dem Felde wieder in meine Behandlung, damit die abgebrochenen Stiftzähne erneuert würden. Sie ragten ein Stück hervor; im Kiefer zeigten sie eine außerordentliche Festigkeit, das Röntgenbild ergab aber, daß die Stifte, die die Zähne getragen hatten, nicht mehr in der implantierten Wurzel saßen. Die Wurzeln waren resorbiert; eine neue Knochenmasse hatte die Metallstifte fest umgeben.

Hierdurch und durch den vorher beschriebenen Fall war der Beweis geliefert, daß selbst in den Fällen, in denen eine Auflösung des Transplantats erfolgt, das Gold reizlos im Munde verharren kann und viele Jahre lang eine große Belastung erlaubt. Alle meine Erfahrungen finden eine wissenschaftliche Unterstützung durch Professor Dr. Josef Schaffer, Vorstand des histologischen Instituts an der k. k. Universität Wien, der in der schönen Arbeit „Unterkieferverknöcherung und Transplantation"[1]) alle Autoren und ihre Arbeiten anführt, die den Beweis liefern, daß bei Unterkieferfrakturen die Heilung durch ein knorpeliges Gewebe stattfindet, den Knorpelkallus, der sekundär durch Knochen ersetzt wird. Er schreibt:

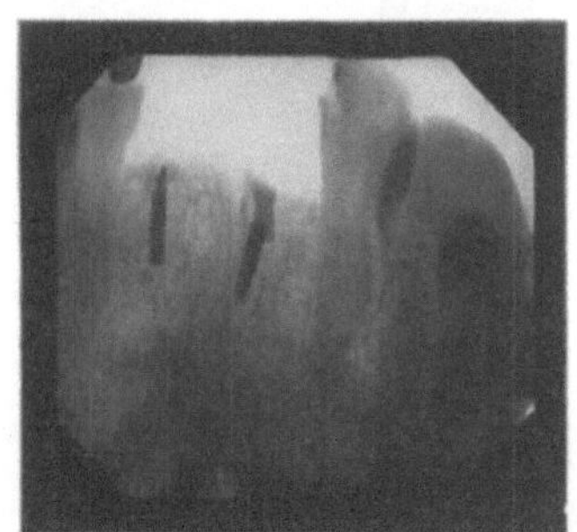

Abb. 70.

„Die Fähigkeit des Unterkiefers, Knorpelkallus zu bilden, steht also außer Zweifel. Nun könnte man sie erst recht auf die während seiner Entwicklung auftretenden Knorpelmassen zurückführen, wie dies Koller getan hat und es der Auffassung Tandlers entsprechen würde. Daß dies nicht zulässig ist, geht am besten daraus hervor, daß auch der bei primär knorpelig vorgebildeten Knochen fast stets reichlich auftretende Knorpelkallus nichts mit der knorpeligen Anlage des Knochens zu tun hat. Um ein Beispiel für diese nahezu gesetzmäßige Knorpelbildung aus jüngster Zeit heranzuziehen, verweise ich hier auf die Erfahrungen Erdheims, welcher bei Ratten die Fibula frakturiert und am 15. Tage nach der Operation ausnahmslos einen knorpeligen Kallus zwischen und um die Bruchenden festgestellt hat."

---

[1]) Zahnärztliche Rundschau, Zentralblatt für Zahnheilkunde und Zahntechnik, XXV. Jahrgang, Nr. 43.

Sowie an anderer Stelle in seinem Vortrage:

„Bevor ich darauf eingehe, muß mit ein paar Worten der Vorgang der Knochenheilung oder reparativen Knochengewebsbildung überhaupt gestreift werden. Sie geht im wesentlichen unter denselben Bildern vor sich, wie die normale Knochenbildung, nur werden diese Bilder durch die Art der Fraktur ungemein mannigfach beeinflußt. Stoßen dieBruchenden dicht aneinander, so daß sich ihre osteoblastischenSchichten, wovon außer dem Periost auch das Endost gehört, innig berühren, ohne daß diese Berührung durch wiederholte Verschiebungen der Bruchenden gestört wird, dann wird von den Osteoblasten zunächst unverkalkte Knochensubstanz, wie ein Kitt abgeschieden; diese wird dann durch Abscheidung von Kalksalzen in ihrem Zentrum fest und hart.

Je größer die Kontinuitätstrennung ist, desto reichlicher wird diese Abscheidung sein und zwar, wie bei der normalen Knochenbildung, in

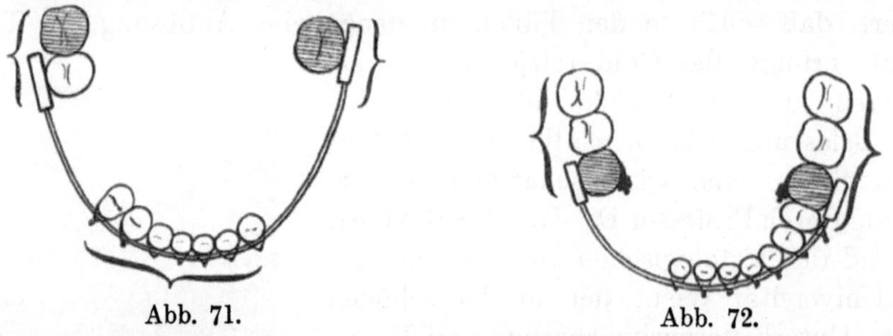

Abb. 71.   Abb. 72.

Die Abb. 71 und 72 erläutern, daß die Bruchstücke des Kiefers, die durch Klammern gekennzeichnet sind, sowohl durch Kaudruck als auch durch den Druck des Oberkiefers gegen den Unterkiefer, beim Kauen und Sprechen, eine fortwährende Wackelbewegung erleiden müssen, und hierdurch die Bildung von Knorpelkallus begünstigt wird.

Form von zarten Bälkchen, die bald ein Gerüstwerk bilden. Es entsteht ein sog. spongiöser Kallus.

Sind die Bruchenden aneinander verschieblich, so daß z. B. durch Muskelzug neben Druck auch Abscherung zur Wirkung kommt, so entsteht, gleichsam als provisorischer Verband ein knorpelartiges Gewebe, der Knorpelkallus, der sekundär in derselben Weise durch Knochen ersetzt wird, wie der Knorpel bei der normalen Knochenentwicklung. Im allgemeinen sollen Tierknochen mehr zur Bildung von Knorpelkallus neigen, wie die des Menschen.“

Es ist nun klar, daß viele Fälle, bei denen keine Verknöcherung stattgefunden hat, für Mißerfolge angesehen wurden, die lediglich darauf zurückzuführen sind, daß keine Verhältnisse geschaffen waren, die dem Knorpelkallus erlaubten, sich in Knochen umzuwandeln. Es ist daher auch verständlich, daß alle Kieferstationen, die durch einen zusammen-hängenden stabilen Verband günstigere Verhältnisse zur Heilung herbeiführten, viel weniger Pseudarthrosen aufzuweisen haben, als diejenigen, die den nicht zusammenhängenden Drahtverband begünstigten.

Aus beifolgenden Abb. 71 und 72 ist ersichtlich, daß nicht allein der Kaudruck, sondern auch der Druck des Unterkiefers gegen den Oberkiefer beim Schlucken und Sprechen eine fortwährende Wackelbewegung zwischen den Bruchstücken ausübte und hierdurch nur die Bildung von Knorpel-kallus hervorbringen konnte. Dagegen findet beim zusammenhängenden Verband (siehe Abb. 73 und 74) die Wackelbewegung nicht statt und das vorhandene Periost erlaubt dem Kallusknorpel, sich zu verknöchern.

Als ich vor 10 Jahren Claude Martin in Lyon besuchte, zeigte er mir einen Fall von einem Unterkieferbruch, der schon seit 1½ Jahren nicht zur Heilung zu bringen war. Er hatte in diesem Falle versucht, auf beiden Seiten der Bruchenden eine Kautschuküberkappung mit Zinn-schrauben im Kiefer zu befestigen. Es genügte mir ein Blick, um eine

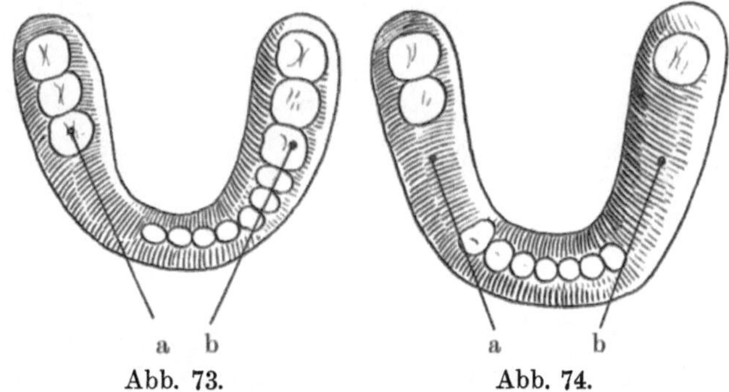

Abb. 73.   Abb. 74.

Die Bruchstücke a und b sind durch den zusammenhängenden (stabiler) Verband fest-gestellt, wodurch die Wackelbewegung verhindert wird.

Erklärung für die ausbleibende Verheilung zu finden, denn so oft der Patient zubiß, konnte ich die Wackelbewegung beim Kaudruck feststellen. Die Zinnschrauben wurden dadurch gelockert, und an der Bruchstelle konnte der Knorpelkallus sich nicht verknöchern. Ich riet Claude Martin, den Verband herauszunehmen und durch einen einfachen, ab-nehmbaren Kautschukschienenverband zu ersetzen, der die Zahnkronen nicht bedeckte und bei dem die Ruhestellung der Bruchenden leicht zu erreichen war.

Wie selbst bei veralteten Verletzungen mit diesem einfachen Ver-bande ein Erfolg erzielt werden kann, beweist nachfolgender Fall: Der Patient B. hat vor 9 Jahren einen Bruch des Unterkiefers erlitten. Um ihn zu heilen, wurde die Knochennaht angewandt; man versuchte, die Bruchstücke an den nebenstehenden Zähnen zu befestigen — die Zähne sind aber verloren gegangen, der Bruch ist nicht geheilt. Bei jedem Öffnen des Mundes klafften die Bruchenden keilförmig auseinander. In diesem Zustande wurde der Patient von dem Kassenarzt entlassen.

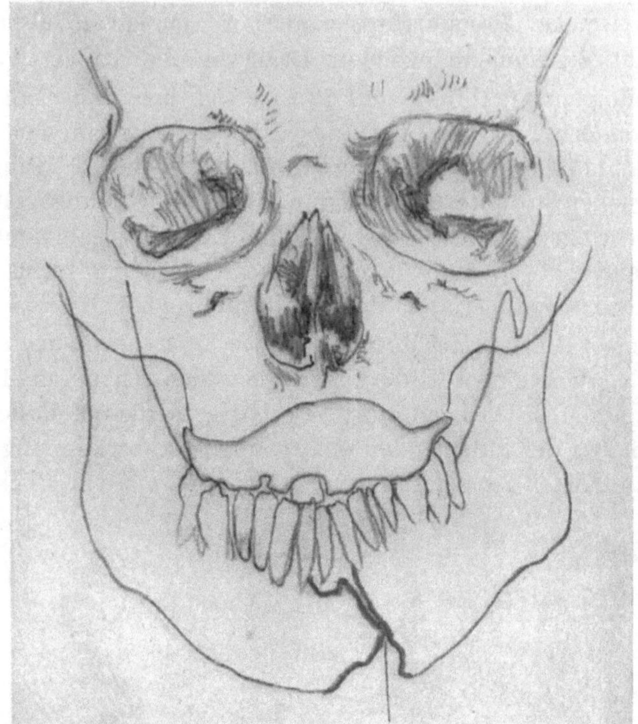

Abb. 75.

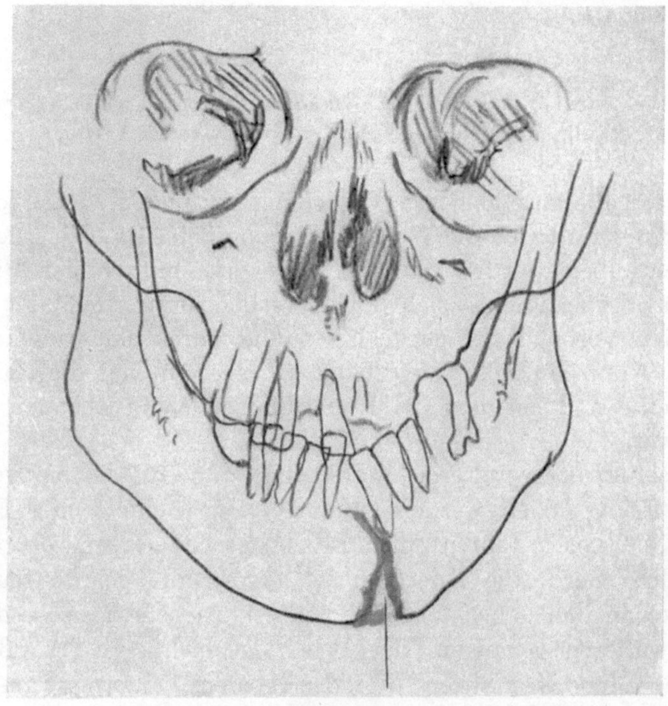

Abb. 76.

Der Wagenmeister a. D. Briesemeister, 56 Jahre, erlitt am 12. X. 1907 durch Betriebsunfall (Explosion eines Feuerlöschers) einen Bruch des Unterkiefers im Bereich der Schneidezähne. Gleichzeitig wurden ihm mehrere Zähne im Oberkiefer dabei ausgeschlagen. Am gleichen Tage in das Krankenhaus Friedrichshain eingeliefert. Dort Behandlung der äußeren Wunden sowie Zusammenbinden der Schneidezähne durch Drahtligatur. Verblieb dort 4 Wochen. 14 Tage nach der Entlassung werden verschiedene Splitter ausgestoßen resp. nach Inzision entfernt. Es lockern sich allmählich die unteren Incisivi; zwei gehen verloren im Laufe der nächsten Wochen.

Dann dauernd in Behandlung von Kassenarzt. Bei Ausbruch des Krieges wird dieser eingezogen. Sein Vertreter überweist Patient an die Kieferstation.

Man fühlt eine freie Beweglichkeit der beiden Unterkieferhälften. Beim Öffnen des Mundes neigen sich die beiden Zähne, die beiderseits des Defektes stehen, gegeneinander.

Am 14. X. 1914 hier erste Untersuchung und Röntg. Am 21. X. 1914 Kautschukschiene in Unterkiefer und Zahnersatz im Oberkiefer.

Patient, der vor der Schienung nur weiche Speisen, „als höchstes Brühkartoffel" essen konnte, kann jetzt auch Brot und eingeweichte Brotrinde kauen.

Ich habe ihm, als er im Monat Oktober 1914 in meine Behandlung kam, einen einfachen abnehmbaren Kautschukschienenverband angefertigt. Der Patient konnte mit diesem Verbande jede, auch festere Nahrung zu sich nehmen. Schon nach wenigen Monaten hatte eine, wie ich annahm, bindegewebige Verklebung stattgefunden; auch beim weiten Öffnen des Mundes klafften die Bruchenden nur wenig auseinander, aber, wie die Röntgenbilder vermuten lassen, wird nach so und so vielen Jahren der Knorpelkallus nicht mehr verknöchern (siehe Abb. 75, 76). Die Abb. 80 und 81 und die nachfolgende Beschreibung lassen erkennen, wie wir die Verknöcherung durch eine Goldschiene noch zu erreichen suchen.

Daß die Kallusmasse durch die Funktion des Unterkiefers in großer Menge entsteht und sich der Funktion des Unterkiefers anpaßt, wurde stets nachgewiesen, und in vielen Fällen habe ich die günstigen Resultate bei der Heilung der Kieferbrüche darauf zurückführen können, daß mit dem zusammenhängenden Verbande der Verletzte schon in den allerersten Tagen festere Nahrung zu sich nehmen konnte. v. Hansemann hat bewiesen, daß Schädelfrakturen ohne Kallus heilen, weil der Muskelzug fehlt. Jch hoffe, daß bei den Kieferverpflanzungen sehr bald wieder davon Abstand genommen wird, den Kiefer 6 Wochen lang in absoluter Ruhestellung zu halten, weil hierdurch die Bildung der Kallusmasse behindert wird. Die besten Verknöcherungen bei der Knochenplastik wurden auf unserer Kieferstation dann erzielt, wenn der Patient schon in der zweiten Woche die Kaufunktion, und sei es auch nur in beschränktem Maße, ausübte. Es waren dies Fälle, bei denen es mir gelang, durch Kronen- und Brückenarbeiten, sowie durch einen abnehmbaren Verband die Ruhestellung der Bruchstücke sowohl beim Öffnen wie beim Schließen des Mundes zu erzielen. Es ist dies eine Aufgabe, die durchaus nicht so leicht ist, wie es scheinen will. Selbst wenn Zähne in beiden Bruchstücken

vorhanden sind und diese durch Metalldrähte verbunden werden, gelingt
die Ruhestellung der Bruchstücke doch nicht immer, und die Brücke
wird häufig durch Muskelzug beim Öffnen und Schließen des Mundes
gelockert, oder es entsteht an den als Pfeiler dienenden Zähnen durch
die Belastung eine schmerzhafte Wurzelentzündung. Ich lege daher
häufig durch einen abnehmbaren Verband, der mit Guttapercha aus-
gefüttert wird, die Bruchstücke in der Stellung fest, die eine Befestigung
der Brückenpfeiler durch eine feste Verbindung erlaubt. In schwerer
Sorge war ich, als einmal ein Chirurg bei der Bearbeitung der Bruchenden
zur Aufnahme des Transplantats die Bruchstücke mit dem Meißel derartig
erschütterte, daß die Feststellung durch meine Brückenarbeit sehr in
Gefahr kam, gelockert zu werden. Ich freue mich, daß Dr. Soerensen
den Meißel überhaupt nicht anwendet, sondern die Bruchstücke vorsichtig

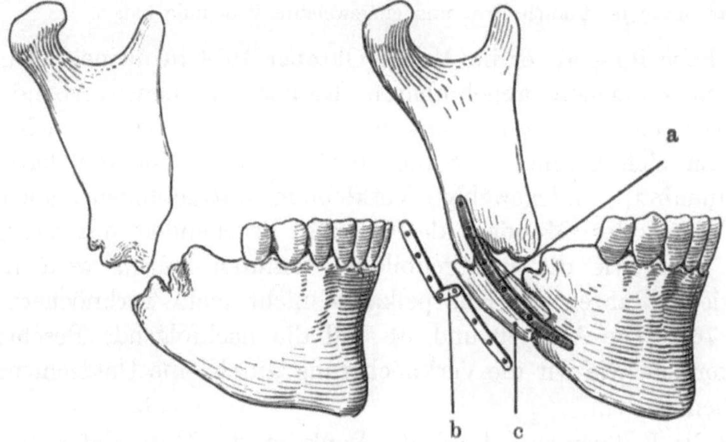

Abb. 77. a = Goldschiene, die mit Goldschrauben das Implantat c in guter Stellung
fixiert. b = Goldschiene mit Scharnier.

mit der Knochenzange bearbeitet. Aber noch mehr freue ich mich, daß
Dr. Soerensen jetzt darauf eingegangen ist, nach meinem Vorschlage
die Bruchenden durch eine Goldschiene zu verbinden. Meine oben beschriebenen Arbeiten haben bewiesen, daß Gold reizlos einheilen kann
und daß der Kallus um das Gold herum sich verknöchert. Da gerade
an diesen Stellen jede Wackelbewegung aufhört, bleibt der Kallus nicht
mehr Knorpel, und so werden in Zukunft viele Pseudarthrosen zur Heilung
gelangen. Die Abb. 80 geben eine Anleitung, in welcher Weise ich das
Goldband vorbereitet habe. Die Schrauben, die ebenso wie das Band
aus 20 karätigem Gold angefertigt waren, waren, nachdem ein passender
Bohrer und Ausschneider ausgesucht war, im Kiefer leicht zu befestigen.
Ich hoffe, daß, wie Soerensen nachgewiesen hat, bei Beherrschung der
Technik jedes Transplantat per primam einheilen kann, nachdem durch
die von mir vorgeschlagene Befestigung durch eine Goldschiene auch

die bis jetzt gemeldeten Mißerfolge ausbleiben werden und jedes Transplantat mit dem Kiefer an beiden Knochenenden fest verwachsen wird.

Wir werden die Goldverbindung, die wir jetzt in einem Falle bei einem Bruch in der Nähe des aufsteigenden Astes zur Festhaltung des Transplantats angewandt haben[1]), auch benutzen, um nicht mit den Bruchenden vereinigte Transplantate zur Heilung zu bringen. Wir werden sie ferner anwenden in den Fällen, in denen durch Brückenarbeit und durch Verband sich keine absolute Ruhestellung beider Bruchstücke erzielen läßt. Wir werden auch frei in das Gelenk ragende Knochentransplantate mit einer zwischen dem zertrennten Periost befestigten Goldschiene versehen und wir dürfen hoffen, daß, wenn das Transplantat schwindet, eine neue Knochenmasse sich um die Goldschiene lagert und an dem Gelenk die Form des Knochenkallus sich der Funktion anpaßt.

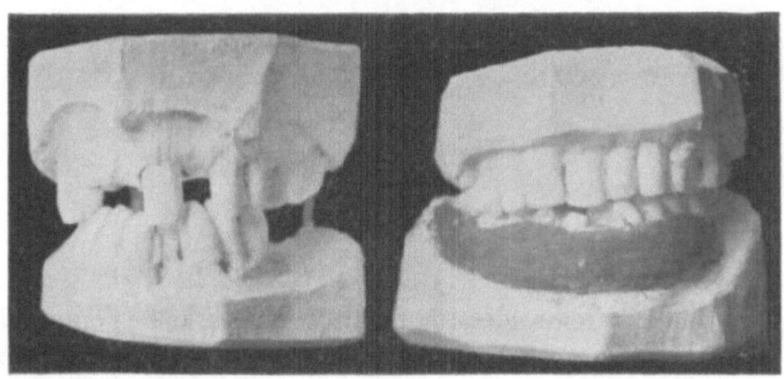

Abb. 78.   Abb. 79.

Wir werden die Goldschienung aber auch ohne Anwendung eines Transplantats zur Heilung von Kieferbrüchen benutzen und geben die Anleitung dazu durch nachfolgende Ausführungen.

Da bei dem Fall des Wagenmeisters Briesemeister eine knöcherne vollständige Verbindung, wie aus der Abb. 76 zu ersehen ist, nach so lange bestehender Pseudarthrose nicht zu erwarten ist, so hatte ich mich entschlossen, die Goldschienung in ähnlicher Form, wie ich sie zur Befestigung des Transplantats aus dem Beckenknochen bereits beschrieben habe, in diesem Falle ohne Anwendung eines Transplantats zu benutzen. Im nächsten Hefte werde ich über den Erfolg dieser Schienung berichten. Auf meinen Wunsch hat die Befestigung Herr Dr. Soerensen ausgeführt, dessen Technik ich auch in diesem Falle wieder bewundern konnte. Sie wird dazu beitragen, daß der sich bildende Knorpelkallus zur Verknöcherung kommt und den Defekt ausfüllen wird. Jedenfalls kann eine Goldschienung in dieser Form nur brauchbar sein, wenn der Zahnarzt durch eine Brückenarbeit oder durch

---

[1]) Dieser Fall wird im nächsten Heft ausführlich veröffentlicht werden.

einen Kautschukschienenverband die Bruchstücke so befestigt hat, daß
sie, sowohl beim Öffnen wie beim Schließen des Mundes, in derselben

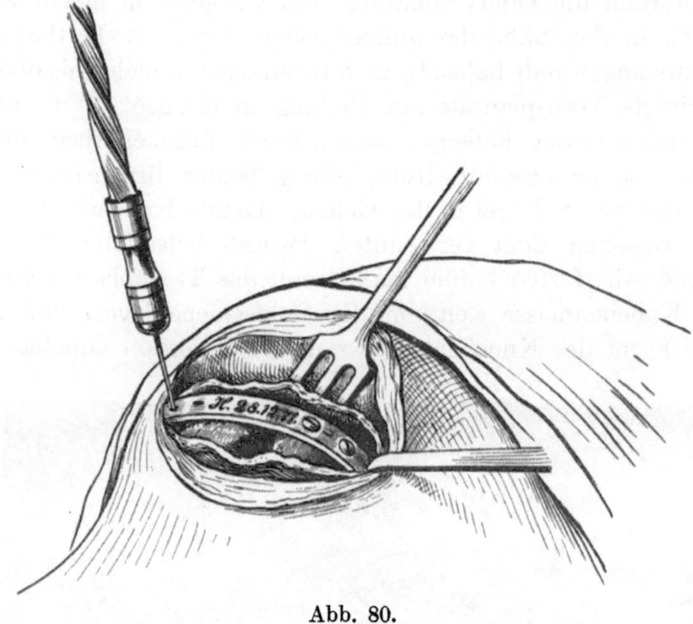

Abb. 80.

Lage bleiben, und die Goldschienung nicht durch Muskelzug eine Belastung
und die Schrauben, durch die sie befestigt werden, durch Druck eine

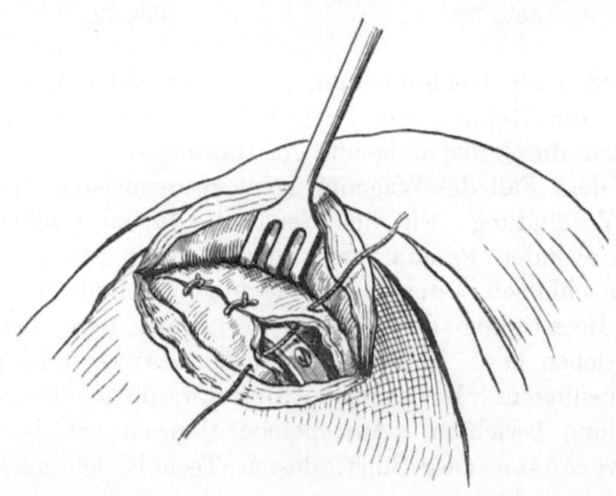

Abb. 81.

Lockerung erfahren. Eine Goldschienung ohne eine derartige Vorbereitung
wird immer einen Mißerfolg erzielen, da der fortwährende Reiz Eiterung
mit Fistelbildung verursachen wird. Die Abbildungen erläutern die Be-

handlungsmethode; Abb. 78 zeigt den Kiefer mit den Zähnen des Patienten, Abb. 79 zeigt die Schienung, wozu ich die bis dahin getragene abnehmbare Brücke benutzte. Ich habe sie mit Guttaperchaausfütterung und durch kleine Metallbänder um zwei Zähne, wie ich es früher beschrieb, befestigt; es hatte auch keine Lockerung bei der Operation stattgefunden. Abb. 80 zeigt die Art und Weise der Befestigung der Goldschiene unter dem losgelösten Periost [1]). Abb. 81 zeigt die Übernähung des abgelösten Periosts über die Schiene. Patient wurde nach 8 Tagen aus dem Krankenhaus entlassen.

Ich schließe mit dem Wunsche, daß sich durch das Zusammenarbeiten von Chirurgen und Zahnärzten in diesem Kriege noch weitere segensreiche Erfolge ergeben werden.

---

[1]) Da ich für diese Goldschiene einen für meine Kieferstation gestifteten Trauring verwandt habe, den mir ein berühmter Mediziner zur Verfügung stellte, so finden sich darauf noch die Daten der stattgefundenen Trauung. Ich hoffe, im Sinne der Stifter noch viele Schmuckgegenstände aus Gold für die Verwundeten in dieser Weise zu verwenden, da ich Gold für die Einheilung besonders geeignet halte.

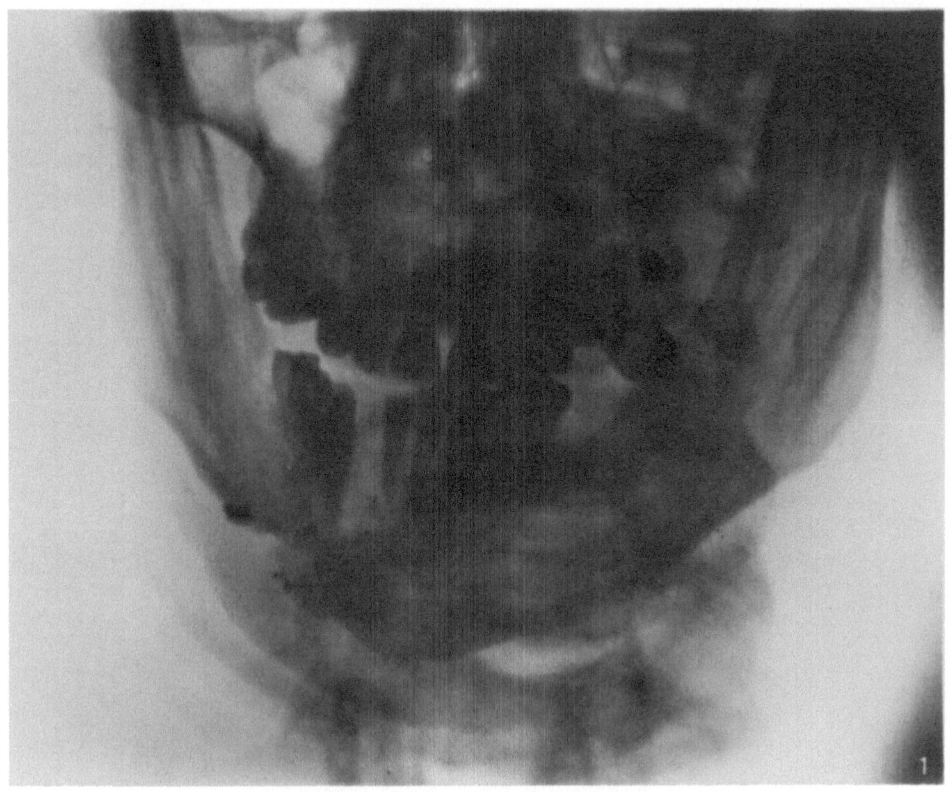

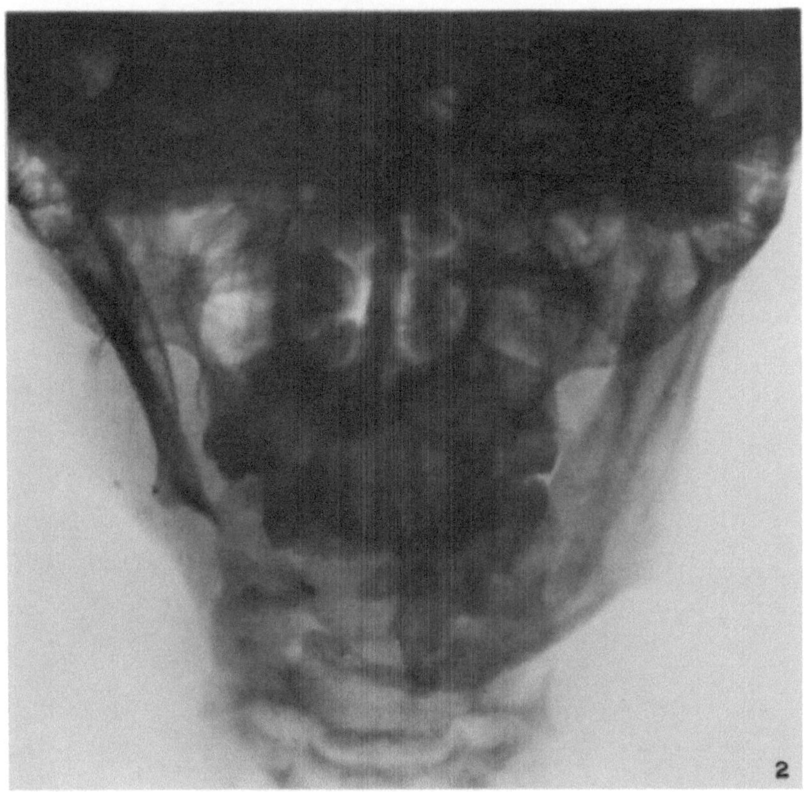

Verlag von Julius Springer in Berlin.

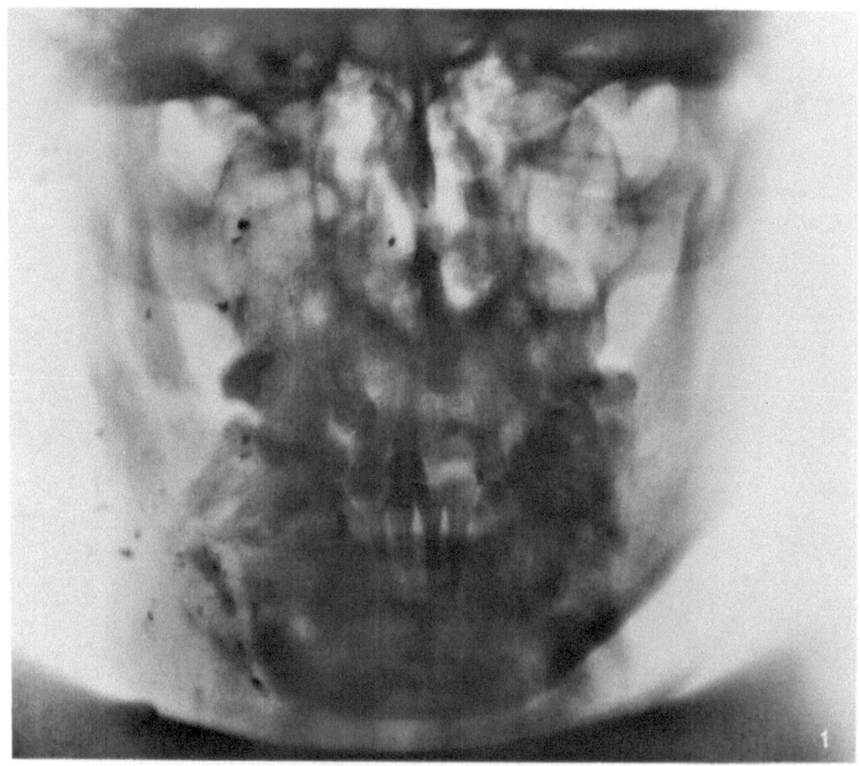

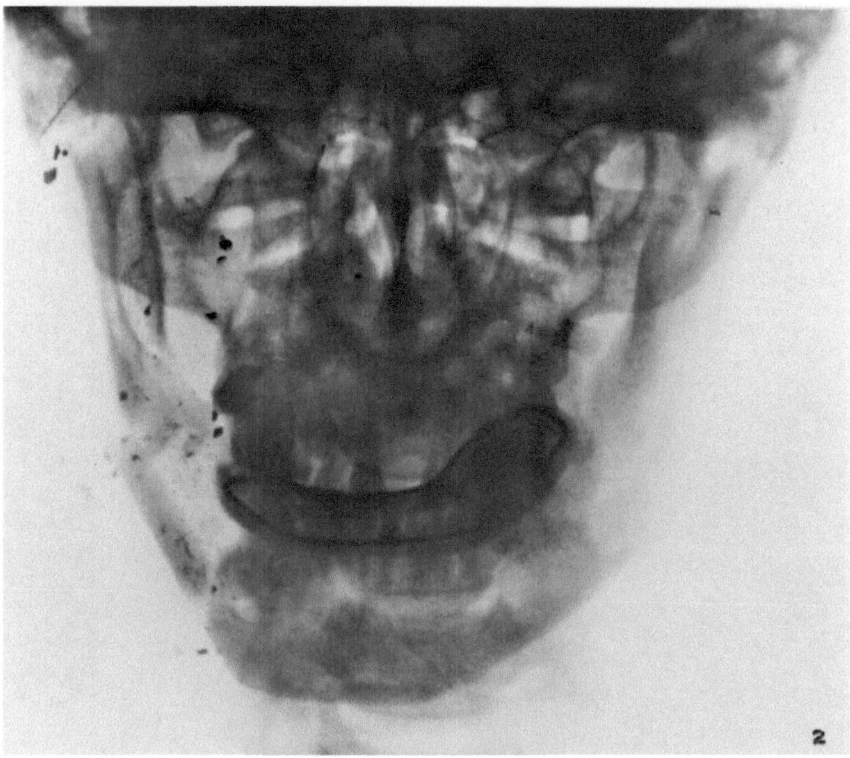

Verlag von Julius Springer in Berlin.

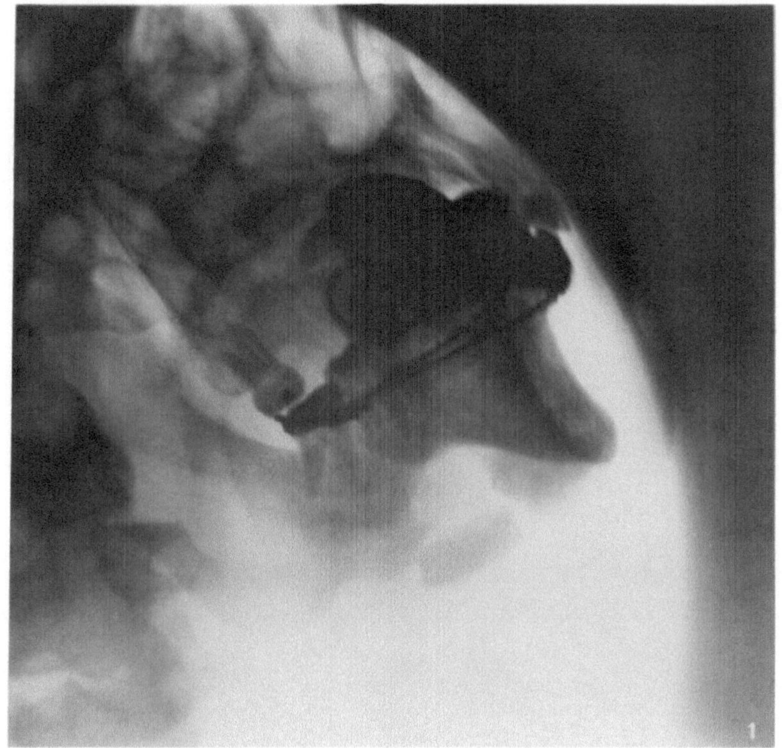

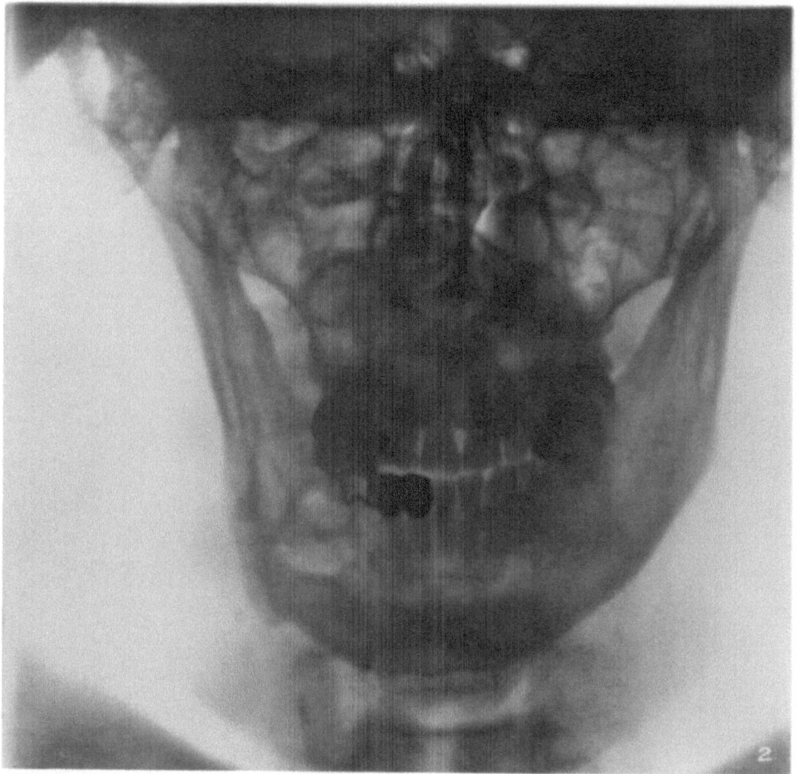

Verlag von Julius Springer in Berlin.

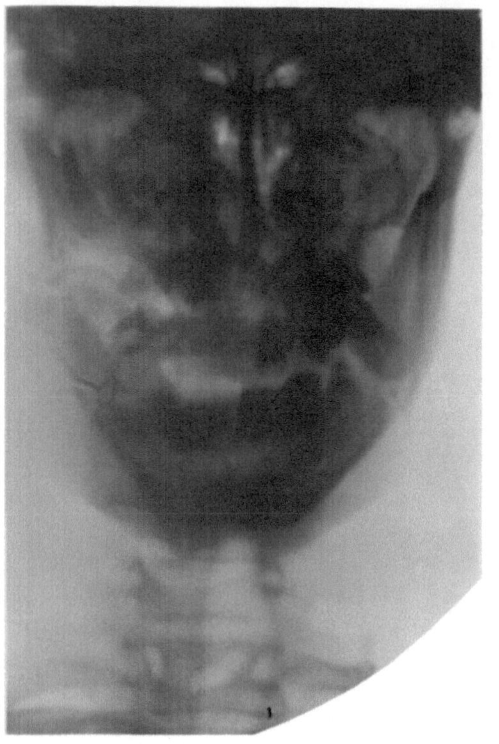

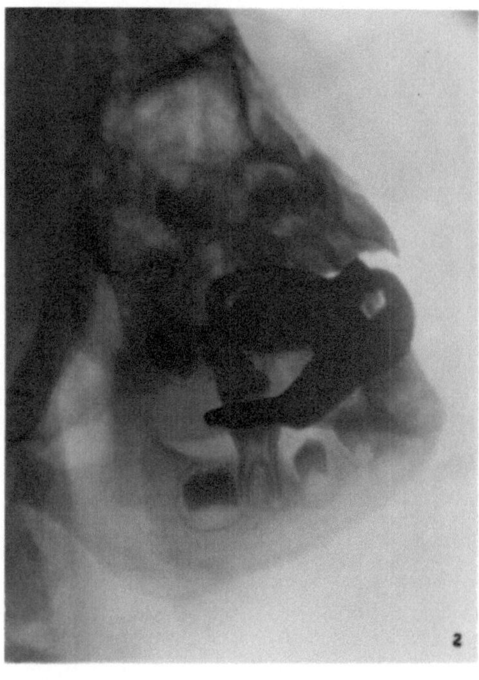

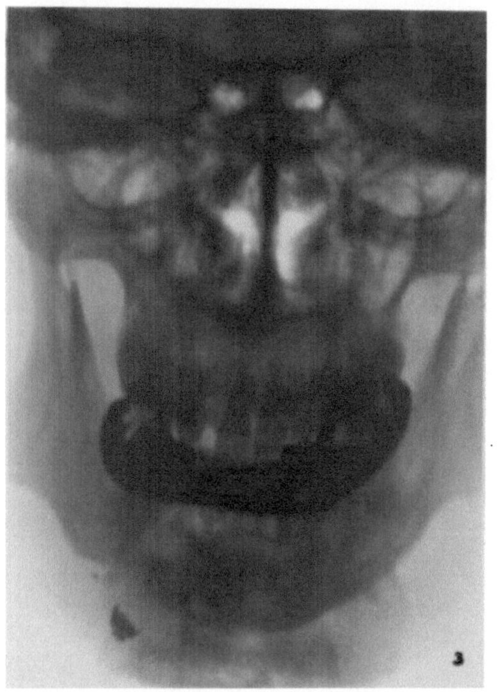

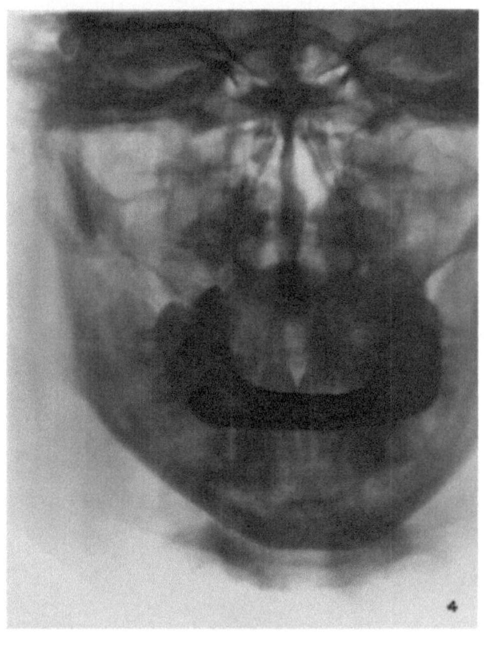

Verlag von Julius Springer in Berlin.

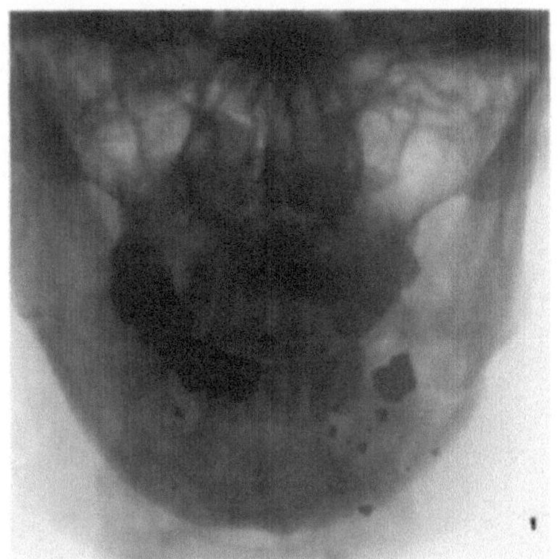

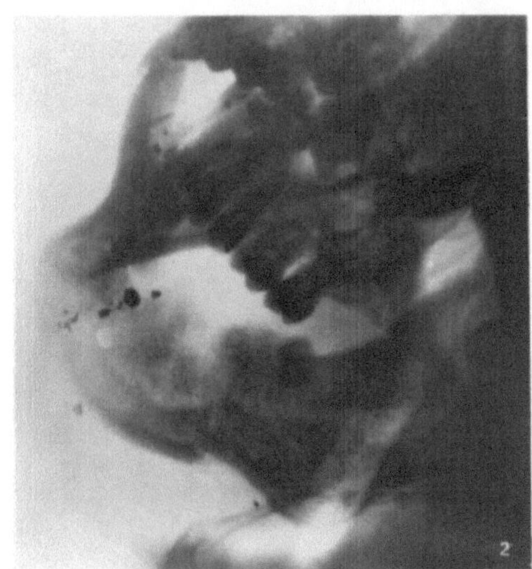

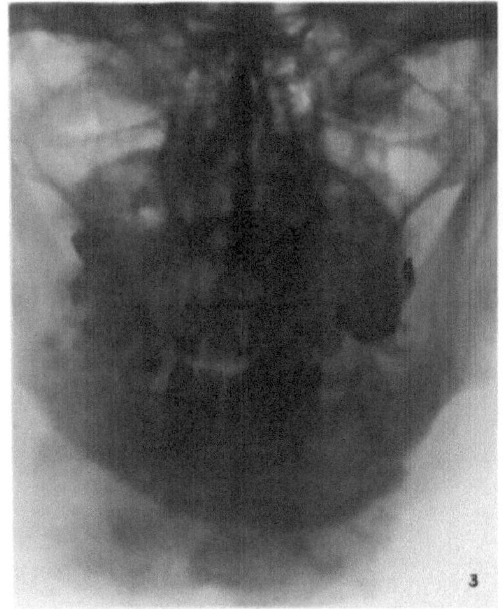

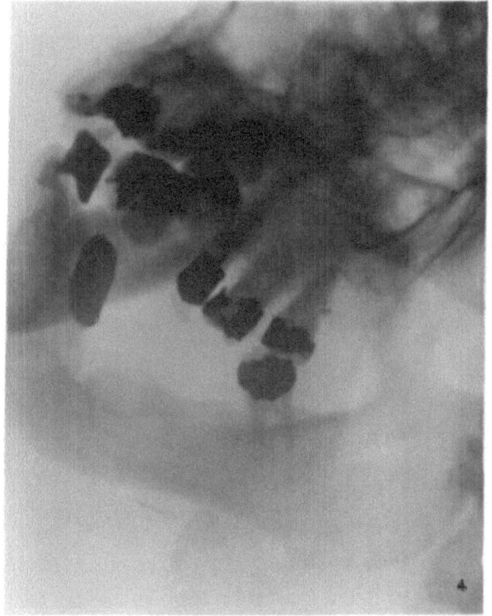

Verlag von Julius Springer in Berlin.